JN303406

これで安全 食べ方上手

食品添加物・農薬に負けない

元東京都消費者センター試験研究室長
増尾清

晶文社

装幀　坂川事務所
本文デザイン　フジマックオフィス

これで安全　食べ方上手　目次

Ⅲ 食卓がおかしくなっている　67

Ⅳ 食の安全はこうして守る 97

V 思い出そうおばあちゃんの知恵 159

はじめに

「食品添加物だらけの不安な加工食品」「農薬まみれの野菜が不安」などという不安情報。一方、「今の食品は言われている程、不安はなく安全だ」などという安全情報。

こういう不安だ、安全だの情報が今も乱れ飛んでいます。

このような、いろいろの情報とつきあうこと約40年、81歳になり、食品安全問題の生き証人とのニックネームをもらっている私は、こういいたい。「だから、今こそバランス思考と自己防衛が必要なのだ」と。

では、自己防衛はどのようにすればよいのか。

東京都には昭和四十三年（一九六八年）にできた消費者センター（現消費生活センター）があります。私は都の職員だったものですから、四十三年から五年ほどそこで食品のテストを行ない、そのあと公害対策課長や、浜松町にある試験研究室の初代室長をやりまして、定年前に退職し、自宅に実験室をもうけて、食品添加物を減らす料理法など、いろいろな実験を始めました。

その後、お陰さまで81歳になっても、元気でこうやって活動できています。そして今、私は食品安全の関係者から、「生き証人」というニックネームをもらっています。

それは、私と同じように、食の安全に長年、関わってこられた方が、もうこの世を去られたり、病床に伏しておられる方が多く、私みたいに、この年まで、食の安全に携わって、元気にワァワァやっている人間はほとんどいないからなのだそうです。

一九六〇年から一九七〇年代に不安の大きい食品添加物や農薬など多くの有害物質を食べ続けてしまった私が、81歳の今、このように健康で元気でおれるのは、なぜなのか。それには理由があります。それは私自身が、知識、経験、悟りを基に確立した究極の自己防衛策を実践してきたからに他ありません。その自己防衛策を全国各地の講演会で披露して回ったところ、多くの方たちから大きな共感を得ました。

そこで、その講演内容を文におこし、足らない部分を加筆してまとめたのが本書です。

自己防衛といっても、私の経験から、完璧を求める必要はありません。本書を読んで、なるほど、自己防衛にはこういう方法もあるのだなあと分かっただけでも、自然にその実践が始まっているものなのです。また、この位の気持ちで、長続きする実践を心がければよいのです。

皆さんが、食卓にのせる料理を不安を感じながら食べていることはありませんか。

不安がってばかりでは、せっかくの料理も不味《まず》くなってしまいます。

料理は、まず、おいしく食べることが大切です。

「なるほど、これで不安は解消だ」と安心できる食生活を身近なものにするために、本書をお役に立てて戴ければと願ってやみません。

I

どんな人が食の安全を守れるのか

自己防衛体質づくり

このような本では「食品添加物は危ない」と威かすだけ威かして終わってしまうことが多いでしょう。だから、本を読んで、「怖いわねえ」「イヤだわね」と思っても、どうしたらいいか分からなければ、今まで通りの生活を続けるしかありません。

どうしたらいいか語る人がいても「無農薬や無添加の食品を買えるのはどこどこ」などといった内容で、自然食品店で買おうということになってしまいがちです。私はこういう仕事をしてますから、いろいろ調べていますが、自然食品とか無農薬、無添加といってもウソのものが多いといっていいでしょう。

また、添加物に関する安全確保の法律や条例を作れともいわれます。確かに今の添加物に関しては不備な点はたくさんありますが、法律が完備されたから安全が保てるかといえば、今の社会はそれほど甘くありません。

これは交通関係の話ですが、こんなことがありました。私は信号待ちしていたのですが、信号が青になったとき、女性二人が横断歩道を渡ったんですね。そこへ左折するトラックがきて、あやうく女性はひかれそうになりました。交通事故に関する法律はきちんとありますから、この場合女性をひいてしまったら運転手は当然罰せられますが、はねられて、この世を去ってしまったら、いくら運転手が悪いといってもしょうがないでしょう。横断歩道ではねられるのは、いちばんはじめに渡った人ですから、**私は横断歩道は絶対最初に渡りません**。もし一人しかいなければ、ひと呼吸おいてから渡ります。これがサバイバルです。

これは日頃から考えてやっていなければ、その場ですぐやろうと思ってもできるものではありません。

食生活でも同じです。法律はきちんと改正しなければいけないけれど、自己防衛のノウハウを身につけなければいけない時期でもあります。これは現代社会の宿命だと思います。

しかし、簡単に食の安全への自己防衛といいますが、私の四十年の経験から、最近になってやっと分かったことは、まず自己防衛できる体質をつくらねばならないということです。

本論に入る前に、そのことから入っていきたいと思います。体質づくり、それには三点があります。

バランス思考が大切

一点目は「バランス思考」のできる人でないと駄目ということです。「バランス思考」、これについて例をあげて説明します。

私は最近、山形の方に講演に行ったんですが、ちょうど桜んぼの時期だったんです。佐藤錦、ナポレオンなど、今はずいぶん農薬をかけるのが減りましたが、それでも残留農薬の不安はあります。

でも、果物類などは皮をむいて食べることが多く、残留農薬の心配は大変に少ないんです。と話したところ、シーズンだったので聴衆の方の中にサクランボを持って来ていた人がおられ、こう言われたのです。

「では先生、ここでサクランボの皮をむいて見せてください」「いやぁサクランボの皮はむけません」と申し上げると、**「それでは死ぬまでサクランボ食べてはいけませんね」**と言われるんです。

確かにサクランボの皮はむけませんよ、でもそれがバランス思考がないというんです。

サクランボの残留農薬で、健康を害するほどサクランボを食べてごらんなさい。残留農薬でまいってしまう前に、ほら、この財布の中身、家計で参ってしまいますよ。

ご主人やお子さんたちと旬を味わおうと年に二回や三回、残留農薬があろうとサクランボを食べて何が悪いでしょうか。こう考えるのがバランス思考なんです。

もう一例をあげましょう。

夏場、暑い日中、かき氷を食べますね。いちごの赤いシロップはタール系の合成着色料赤色102号だから、私は一切食べませんという人がいます。でも、たまに暑いからと、シロップのかかったかき氷を食べることの何が悪いでしょうか。**私なんか口を真っ赤にして食べてしまいます**。かき氷のシロップで健康を害する程かき氷を食べてごらんなさい、シロップの着色料でやられる前に、お腹が冷えて、下痢になってしまいます。毎日毎日ではいけないでしょうが、夏場たまに食べる位いいではないかと考えるのもバランス思考です。

さらにもう一例をあげてみますね。

今、抗生物質の使っていない放し飼いの鶏の卵を買いに東京から遠方に買いに行っている人がいるんです。それも、排気ガスを吸いながら四時間、抗生物質のない卵を買って、これで我が家の健康は保てると、さらに、四時間自動車の排気ガスを吸いながら我が家に帰り着くと、ご主人が煙草をプカプカ、抗生物質より排気ガスや煙草の煙の方がよほど身体によくないですよ。

これでは、抗生物質による胃がんなどからは逃れられても肺がんになってしまいますよ。

一つのことが一〇〇点でも、他が〇点では意味がないんです。安全は一〇〇点でなくても全体への気配りが七〇点位でよいと考えるのがバランス思考だと思ってください。

継続できるノウハウ

第二点目は「継続できるノウハウを身につけよ」ということです。私はいつも必ず持っているものがあります。それは小さいタオルを濡らしたものです。

駅のプラットホームで、いつサリンやシアンなどの異臭のガスが流れてくるかも知れません。異臭を感じたら、このタオルを取り出してこう鼻をおさえ、その場を逃れ、私だけは助かってしまおう、こういうことです。

この濡らしてあるのが「みそ」です。私も化学屋のはしくれなので分かるのですが、有害ガスはほとんど水に溶けるんです。このことを消費者運動の皆さんに話しますと、「あなたはエゴだ、自分だけ助かろうとは」という答えが返ってきます。しかし、安全性はエゴで結構です。どうも他人のことを助けようとして、自分のことをいいかげんにする人が多すぎるんです。**安全性はまず自分のことをチャンとやって、余力があったら他人様のことを手助けする。**これでいいんです。

また、「こんな濡れタオル位で有害ガスなど防げるはずがない」という人がいます。「では、どうしたらいいんですか」と問い返すと、「防毒面を持って歩け」という人がいます。でも、女の人が片手にハンドバッグ、片一方に肩から防毒面を持って歩けますか。続いても一カ月位ですよ。ここに居らっしゃる皆さんだってそうですよ。

この濡れタオルならこうやって、いつでも持って歩けるんです。私はあのサリン事件以来、必ずずっと持ち歩いています。これだけのものを持っているのと持っていないのとでは大違いです。ある駅で有害ガスが流れた時は、警笛を鳴らすとPRしていました。ある日、ラッシュでプラットホームが客でいっぱい、私もその中にいたんですが、警笛が鳴り出したのです。それは後で誤報と分かったのですが、その時は大パニック。狭い階段に皆押し寄せ、詰まって降りられません。転ぶ人、何か叫ぶ人、大混乱です。

でも、**私は濡れタオルを持っているので、悠々たるもの**、パニックの時、人間はどう逃げまどうのかなど冷静に観察していました。

これだけのことを用意しているだけで、冷静に客観的に物事を観察できるんです。落ち着いておれば逃げて助かる道もおのずと分かります。

そこで、本日の自己防衛法も、防毒面でなく、濡れタオル位の継続できる防衛法をお話ししようと思っています。

食の安全でいうと、防毒面的な方法は、例えば、無添加、無農薬の食品を手に入れなさいということになります。しかし、無農薬、無添加の食品などまずありません。

私はある地方で、野菜の無農薬栽培を集団でやっている有名な団体から土壌検定を依頼されました。私は土壌検定では少しは名が知られていましたから、こんなよい土づくりをしているから無農薬栽培は本物と宣伝したかったのでしょう。

「いいでしょう」と引き受け現地に参ったところ、「先生、ここの土とここの土を採ってください」と指定されたのです。私は、そう言われた土は絶対採りません。いい土に決まっているじゃありませんか。そこで、そこを素通りし、急に他の土を採ろうとしました。「ああ、そこはやめてください」と言われましたが、土を採り検定してみたところ、こんな悪い土で無農薬栽培なんか出来るはずがないという結果が出ました。

他の団体の無農薬栽培がすべてそうだとは言いませんが、**まず無農薬栽培はないと思った方がよいでしょう**。それに無農薬野菜も無添加の食品も価格は大変高く、また購入労力も大変なんですよね。

もう一例をあげましょう。

合成洗剤は絶対反対という大学の先生がおられました。片仮名のゴという字を見ただけでも反対という位の先生でした。この先生は石けんも反対といわれていたんです。石けんも環境を汚すといわれるのです。そこで私は聞きました。「先生、では洗濯はどうするんですか」と、先生いわく「洗濯板の上に洗いものを広げて、水をかけながら棒でたたけ」といわれたんです。縄文石器時代じゃあるまいし、そんなこと長続きするはずがありません。案の定、その先生は三カ月位で合成洗剤を使い出しました。そういう厳しいことを言う先生に限って使い出すと合成洗剤を無茶苦茶使い始めるんです。

私の家は、もう家内と二人きりですが、台所に石けんも置いてあれば、合成洗剤も置いてあります。ただし、界面活性剤のLASのものは置いておりません。高級アルコール系です。今日はあまり汚れていないと思ったら食器などは湯での素洗い。今日は少し汚れているなあと思ったときは、台所石けんを使い、今日は油もので相当汚れているなあと思ったときは、合成洗剤を使って洗います。テレビのコマーシャルで、皿を合成洗剤で洗ってピカー、キュキュというのがありますが、癪《しゃく》に障りますが本当です。油ものは石けんの場合はどうしてもネチャつきます。でも、こうして使いわければよいのです。**何が何でも石けんでは長続きしません**。

やはり、長続きする方法を身につけることが必要です。「継続は力なり」という諺もあるではありませんか。

笑いが必要

さて、三点目は、笑いのない人はどんなに防衛に力を入れても長生き出来ないようです。

私はこういう仕事をしていますから、食の安全に大変気をつかっている学者や研究者、消費者運動に熱心な人を何人も知っています。これらの皆さんは、食の安全には大変気をつけて、外食などもってのほかと自分で作った弁当を食べる位注意しています。

私なんか、昼食でも、その辺のラーメン屋で添加物が入っているかどうか分からなくても食べてしまいます。今日もこの会場に来る前にそこのラーメン屋で食べてきました。

シロップのかかったかき氷を口を真っ赤にしながら食べたり、ラーメンを平気で食べたりの私なんか長生きしても、まあ八十歳位、こんなに食の安全に注意している先生方は百二十歳の長寿は間違いないと見ておったのですが、そういう先生方が皆、この世を去って行かれます。それも、ほとんどが、がんか脳溢血が原因です。

何故だろうか。その原因を調べて今日のような講演会で皆さんにご披露するのも、亡くなった方へのよい供養になると思い調査しました。

断定はできませんが、ほぼ分かりました。それは笑わない人ばかりでした。思い返してみると、その方たちの笑い顔を見たことがありません。笑っても咳をしているのか、笑っているのか分からない人ばかりなんですね。**笑うからには太陽光線でノドチンコを消毒する位、大口で笑わないと駄目です。**

やはり、笑いのない人はどんなに食の安全に気を配っても健康は保たれないようです。

そのことが分かって以来、根暗だった私も笑いを身につけなくてはならないと思い始めたんです。数少ないのですが、漫才のネタ書きもしたりしました。

笑いのない人は、健康を保てません。

笑いは免疫体質もつくるし、「ウソ笑い」でもいいんですって。

三年位前からそのことが分かってから、私も笑いを実行しています。

私の家も、子供を出してしまっているので、今、家内と二人きりですが、実は今朝もやって来たのですが、**朝食のとき、食卓で家内と「おはよう」と言った後、「では、そろそろ笑おうか」と「ウァハァハァ」とやっています。**

皆さんもやってごらんなさい。ウソ笑いでも、おしまいには本笑いになってしまいますから。

先日もある県での講演で、この話をしたら、あとで70歳を過ぎた位のご婦人に「私は前に主人を亡くし独りなんですが、一人で笑っているのも、何か単細胞のようで、どうしたらよいでしょうか」という質問を受けました。

私は「それなら、この頃おもちゃで笑い袋というのがありますから、ネジを巻くとそれが、キャキャと笑うので、それに合わせてお笑いなさい」と申し上げたんです。

なにしろ笑って明るくなければなりません。

よく、私が講演していて、面白い話をし、皆さんが笑っているのに、こんな話で笑っているから世の中よくならないのだと思っているのか、一人笑わないで、周りをニラミつけている人がいます。こんな人が早くこの世を去るんじゃないでしょうか。話の内容が分かろうと分からなかろうが、周りが笑っておれば一緒になって笑う位の単純さも必要なんです。最もあんまり単純なものも考えものですがね。

モノは考えよう

次に自己防衛には考え方を変えることも大切です。例をあげますと、私は駅などでエスカレーターと階段があるとき、絶対、エスカレーターを使いません。人間足が弱ったら健康を維持できないんです。足を鍛えるためにも、私は階段を昇ります。皆さんも今度ためしてごらんなさい。階段を昇る速度とエスカレーターで昇る速度は大体同じです。そして、階段とエスカレーターとの境壁が低い場合が多いのです。そして、エスカレーターに乗っている人は、大抵、階段の方を見ています。階段を昇っている人は、大抵エスカレーターの方を見ています。そうすると最初、階段の人とエスカレーターの人が顔を合わせると、昇り切るまで、ズウーと顔が合ったままです。

女性の方はあまりおられませんが、若い男性などは、私の方を見て、ニヤッと笑っています。私もニヤッと笑い返してやります。笑う質が違うんです。若い男性は、このオジン無理して階段を昇ってやがる。今にきっと、途中で脳溢血か狭心症でブッ倒れるぞと笑っているんでしょう。私の方は、この若い奴、若いうちから足も鍛えないで楽をしやがって、きっと案外早くこの世を去りやがるぞと思っていると、昇り切る頃には、若者の顔が、お棺に寝ている顔に見えてきて、思わずニヤッと笑ってしまうんです。**そうすると階段を昇ることが、全然、苦痛ではなくなるんです**。それが、エスカレーターの方で楽そうだなあと思ったら、もう階段を昇る気がわきません。

モノは考えようなんです。食の安全への防衛努力でも同じです。

次に、考えるばかりでは駄目です。ちょっとしたことでも実践していることが大切なんです。

私は横断歩道を渡るとき、信号が青になっても一番手では絶対渡りません。先ほど例にあげましたように、今、渡る信号が青でも、左折してくる車が多いんです。ですから、一番に渡っている人がはねられる率が高いのです。私は二番手ですので、まずはねられません。それが、頭で考えてばかりですと、体が反応して一番に飛び出してしまいます。

もっとも誰もいないときは、どうするのと言われますが、その時は左右よく見て、確認して渡りますが。

横断歩道での二番手のよいことが、もう一点あります。それは対向からも大勢渡って来たとき、一番手だとそれをかき分け、かき分け進むので、相当のエネルギーを消耗してしまいます。**ところが二番手は一番手の後の空いた所をスイスイと渡り、ほとんどエネルギーを使いません。**そして、蓄えたエネルギーを今日のような講演会で、こうやって大声で発散させているのです。

復元力を身につける

さて、次のことはぜひ皆さんに強調しておきたいことなんです。

それは、日頃から、ある程度、キチンとした食生活をやっておれば、何か体に変調をきたしても、案外早く復元する、すなわち、復元力が身についており、また、ちゃんとした食生活にもどれば、その効果が思っているより早く現われるということです。

私ごとで恐縮ですが、出版原稿を書いていて、行き詰まると、イライラします。皆さんもそうだと思いますが、イライラするとどうも甘いものを口にしてしまうんですね。私はあんドーナツとチョコレートが好きで、どうも毎日、食べてしまっていましたが、年の暮れに受ける健康診断で、中性脂肪が２５０㎎にはね上がっていました。医者から、どんな食生活をしているのかと聞かれて、日頃、皆さんに食生活をきちんとしていますかと言っている手前、あんドーナツを食べ過ぎてと言えず、何とか言い逃れました。

これではいけないと、それから、それこそ喰い（悔い）改めて、あんドーナツやチョコレートを我慢したんです。でも、我慢するのも大変なものですなあ。あんドーナツを売っている店の前を通ると頭がクラッとします。それでも、キチンとした食生活にもどしたところ、三カ月位で中性脂肪も健全値（150㎎以下）にもどったのです。医者からも酒や菓子などのOKが出るようになったのです。

よく、皆さんから**この位の食生活の改善で効果がでるのと聞かれますが、効果があるのです**。日頃、ちゃんとした食生活をしておれば、一時期、不健全な食生活から体調をくずしても、また、復元力で元にもどり、それも、案外効果が早く出るのだということを、皆さんも、どうか再認識して戴きたいのです。

世の中には、いくら努力してもなかなかそれに見あった成果が上がらないことが多いではありませんか。

また、私ごとで申し訳ありませんが、私はカメラをやりますが、始めて5年位である権威のあるカメラ誌で入賞しました。回を見ると、三十年やっていても入賞しない人は入賞しません。やはり、向き不向きがあるようですね。

でも、私は運動神経はカラッキシ駄目です。プールの水泳教室に通ったのですが、どうしても沈んでしまい、プールの底で膝小僧を擦剥《すりむ》いてしまいました。先生から、ずいぶん多くの生徒を教えたけれど、プールの底で膝を擦剥いた生徒はあなた位だと言われた位運動神経は駄目なんです。

ですから、どんな努力しても、私はオリンピックなどに出られるような選手には絶対なれないでしょう。

しかし、**食生活には、向き、不向き、才能のある、なしなどには、一切、無関係、努力すれば必ず報われ、効果が現われます**。それも、割合い早く現われるのです。こんなやりがいのあるものは、まずありません。

どうか皆さんも、キチンとした食生活の努力を惜しまないでください。

Ⅱ

食品の危険はなくならない

いつから食品添加物は使われたか

それでは本論に入ります。まず食品添加物の流れからお話しします。流れは、昭和二十二年（一九四七年）から三十四年（一九五九年）まで、三十四年から五十五年（一九八〇年）まで、そして五十五年から現在と、三つに分けてお考えください。

昭和二十二年といえば、マッカーサーさんが日本にいたころで、マッカーサーさんのひと言でなんでも決まったわけですが、食品に関しても食品衛生法を作れ、保健所体制を作れといったわけです。

昭和二十二年までは日本の食品の取り締まりは警視庁が行っていましたが、二十二年に法律を全部改正しまして、食品添加物という概念を入れました。そしてアメリカと同じ保健所体制を日本にも作らせたんです。ここではじめて食品添加物という流れが動きだしたわけです。

食品衛生法の中で食品添加物は「化学的に合成された化学物質」と定義され、これ以上使ってはいけないとか、これに使ってはいけないとか、いろいろな制約がされました（天然の着色料など、天然ものは添加物に入りません）。化学物質名をズラーッと並べたりリストを作り、そこに載った化学物質だけに使用許可がおりました。このようなリストをポジティブリストといいます。

そのころ世界的に添加物という概念はあったのですが、**ほかの国では、「ここに載ったものは使ってはいけない、そのほかのものは使ってもいい」というネガティブリストだったんです**。この中から使いなさいという方式は、日本ではじめて採用されたんです。現在では日本の方式の方がいいということがわかってきまして、ヨーロッパでもアメリカでもほとんどポジティブ的になってきています。当時「化学的に合成した化学物質を添加物という」ということで、許可されたものは四百品以上あったと思います。

ところが、二十二年当時は、体に危ないということがだれもわかりませんでしたから、「消費者の体を考えなくてはいけない」という発想がないんです。これは農薬に関しても同じです。ですから、発がん物質もずいぶん許可されてしまいました。

現在、着色料は十一種類くらいしかありませんが、この頃は二十二種類くらい許されていました。**その中には完全な発がん着色料も含まれていて、使われていたんです。**

昭和四十三年（一九六八年）は全国に消費者センターができた年ですが、「消費者の体を考えなくてはいけない」という発想は、この年から生まれました。ところが、昭和三十四年（一九五九年）までは、許可されていても、生産者も企業も使いませんでした。というのは、日本の生産体系が農業型でしたので、少量作って、売り切れたら終わりですよという方式だったのです。食べ物を扱うお店も個人商店的なものが多く、あまり多く売りませんでした。消費者も売り切れたらしかたないと思っていたんです。

発がん物質がたくさん許可されていたにもかかわらず、私たちが健康なのは、このような考え方が生きていたからで、当時から添加物や農薬をたくさん使っていたら、今のように健康を保てなかったと思います。

急激に添加物が使われ出した大量生産時代

昭和三十四年（一九五九年）から高度経済成長が始まって、一気に大量生産システムになだれこみます。諸外国では世の中の流れが変わるときゆるやかなカーブを描いて変わるので、問題が起きても、手当てをしながら、ひずみを直しながら変化に対応することができます。

しかし、国は狭いし、川は急という土地柄に育ったせいでしょうか。わが大和民族は国民性でこれができません。変わるときは一気にガーッと変わってしまいます。なにかブームが起こると、みんなでなだれこむでしょう。天皇在位記念金貨などというと、ウワーッと並んで買ったり、紅茶キノコというものも一時爆発的にはやりました。ところが、わが大和民族は半年も続けて効き目がないと、やめるのも早い。次にはやったのが、ぶらさがり健康器、健康食品がはやれば「それーっ」とやるでしょう。

一気に増えると原料などの手当てができません。たとえば健康食品でカルシウムがいいというと、みなさんカルシウムを買うけれど、原料がなくなってしまうと貝殻を集めて粉にして売ったり……貝殻の粉なんて体に吸収されないのですが、**飲むと体にいいと思い込むと、科学的には効果のないものでも、効いてしまう人がいます。**健康食品を取り締まるのが難しいのは、このようなことがあるからです。

ゲルマニウムの食品は亡くなられた人が出たので厚生省（現厚生労働省）が動かされましたが、次に何がはやったかというと、酢大豆。みなさん、いっせいに召しあがったようですが、生の大豆にヘマグリチニンという毒があるんです。また、肉と一緒に食べると、肉を分解する酵素をダメにしてしまう酵素が含まれています。これらは加熱すると消えますが、酢大豆は生の大豆をお酢に漬けて食べるでしょう。それだけですめばいいけれど、漬けてあったお酢も飲むでしょう。それで胃を悪くしてしまった人がずいぶんいます。

このようなことを見てもわかるように、わが大和民族は一つのことにみんなで「それーっ」とすすみます。だから大量生産方式も一気にすすんだわけです。

発がん物質がいっぱいの初期の添加物

体に危ないという発想がないですから、日本の食生活でいちばん悪い時期がこの昭和三十四年（一九五九年）から四十三年（一九六八年）の十年間。インスタントラーメンも添加物が十種類くらい含まれていて、みなさん自然に発がん物質を食べていたわけです。私も昭和四十三年（一九六八年）に消費者センターの仕事を始めて気がついたわけですから、ずいぶん食べてしまいました。

一つ、二つ例をあげると、お豆腐、豆腐は足が早いから殺菌剤が許されていて、通称AF－2と呼ばれる殺菌剤が使われます。ハムやソーセージにも使われていましたが、とくに豆腐に混ぜて使われることが多かったのです。

みなさんには、お豆腐をボールなどにつけておいたら、その液が黄色くなったという経験はありませんか。あの黄色い色はAF－2の色なんです。AF－2が溶けて出てくると黄色くなるのです。それを知らない頃、私はあの色は大豆から出た色だとばかり思っていました。黄色の液を見て、「この豆腐は本物だ」と思っていたんです。人間の舌というものはあてにならないもので、「本物だ」と思うとおいしく感じてしまうんですね。

お豆腐屋さんは味みなどで、いちばんお豆腐を食べるでしょう。そしたら、手がしびれるなどの症状が出てきたんです。そのため、昭和四十八年（一九七三年）から四十九年にかけて**お豆腐屋さんが全然AF－2を使わなくなったり、「危ない」といわれ出しました**。その後発がん物質だとわかり、禁止処置がとられ、今は使われていません。

お酒にはサリチル酸が防腐剤として許可されて、そのころ市販されていたお酒にはすべてサリチル酸が入っていました。

一度、赤坂の高級料亭で使われているお酒を調べてみましたが、やはり全部のお酒にサリチル酸が含まれていました。サリチル酸を飲んだ政治家はずいぶん多かったと思われます。日本の政治がよくならないのも、この所為かも知れませんね。

防腐剤として許可されていたサリチル酸は本来、何に効くものかというと、水虫に効く薬なんです。薬局で水虫に効く薬がほしいといえばサリチル酸と表示されたものをくれます。食品添加物として使う量は少しですが、含まれていることは含まれています。

私なんか、冷ややっこで一杯飲むのが好きだから、**発がん物質や、胃が水虫でないのにこの水虫の薬を、この十年間食べ続けたわけです。**

発がん物質はいくら食べても五年や六年ではがんになりません。細胞が前がん症状になって、さらに悪いことを積み重ねていって、二十年か三十年先に表われます。これが食生活の怖いところです。二、三年で悪くなれば、それを食べませんが、自覚症状がないので、悪いものを摂り続けてしまうんですね。

一つ使えば次々に必要になる添加物

今、食品を無添加食品にするよう、さかんに叫ばれていますが、大量生産というと添加物や化学物質を使わなくてはならない宿命なのです。

たとえばパン、昔は自分のところでパンを焼き、それが売り切れたら終わりですよというパン屋さんが、全国で三万五千軒以上ありました。ところが、現在は三千軒足らずです。大量生産するパン屋に切り替わってしまったのです。これは、自分でパンを焼いているパン屋さんがコスト的に大量生産のものに太刀打ちできなくなったためです。

さて、私はパン焼きの講習に一年ほど通ったので、よく知っているのですが、パンを作るときイーストで膨らませると四十分くらいかかります。そんなに時間をかけたら大量生産はできませんから、小麦粉改良剤（臭素酸カリウム）を混ぜます。これを使うと五分くらいで膨らむのです。これは今でも許可されている添加物なので一般に売られているパンに使われていますが、発がんの恐れがあるのではないかといわれ、学校給食のパンには臭素酸カリウムを使ってはいけないことになっています。臭素酸カリウムの代わりに学校給食のパンにはビタミンCが使われています。

市販されているパンの表示に「イーストフード」と書いてあれば臭素酸カリウムが使われている恐れがありますが、ビタミンCという表示があれば臭素酸カリウムは使われていないということです。ですから**パンを買うときは、ビタミンCの表示のあるものを買ったほうがいいでしょう**。また、ハムでもソーセージでも、昔は塩せきといって肉の塊を塩水に三カ月位漬けて作っていました。そうすると熟成して色が出て、おいしさも出てきます。そして、腐りにくくなります。ですから、塩水に三カ月漬けてれば添加物の必要はありません。

ところが、そんなことをやっていては大量生産はできません。けれど、塩水に漬けないと、味や舌触りがよくなりません。そこで、今は注射でやってしまうのです。注射といっても肉の塊に一つずつ打っているわけではありません。何万本という注射器を圧力で入れます。これが一時間。それで次の行程に回してしまいます。この方法では色が出ません。ですから発色剤を使わなければなりません。腐りやすいから合成保存料のソルビン酸カリウムも使わなければなりません。ところがソルビン酸カリウムを使うだけで腐らないかというと、そうはいかないんです。少し酸っぱくしないとソルビン酸カリウムは効きません。ですから、少し酸っぱくするためにＰＨ調整剤が必要になります。そうするとまずくなりますから化学調味料が必要になります。また、酸化しやすくなるため酸化防止剤が必要になります。ハムやソーセージには添加物をたくさん使わざるを得なくなるわけです。

危険な添加物の排除に貢献した消費者運動

添加物の使われ方があまりひどかったため、学者の中に危険性に注目し始める人が出てきました。水産大学の学長をされた天野慶之さんは自著「七色の虹」の中で「こんな悪いものを食べさせていると日本の国民の半分はおかしくなる」と書き、それから消費者運動が始まったのです。私も運動に参加した一人です。

一九七〇年代に入り、食品添加物、残留農薬などの消費者への健康害が問題になり、消費者運動がわき上がりました。

私はその頃、東京都にできた消費者センターで、食品添加物などのテストを担当していましたが、そのテストの一つ試買テストで、われわれ一般庶民が飲んでいる酒には先ほど言いました通り、防腐剤として水虫に効くサリチル酸が添加されているが、国会議員さんがよく集まる赤坂の高級料理店で飲ます酒にはこのサリチル酸は入っていないことをテストし発表してやろうと、酒を集めてテストしたんです。

なんと、国会議員さんも飲んでいる酒からも、サリチル酸が検出されました。「**庶民も飲んでいたけれど、議員連中もこの発がん物質を飲んでいたんだ**。ザマミロ」と変に溜飲を下げたものです。

また、役人が運動の先頭に立って活動してはいけないのですが、世界最強の発がん物質を食べさせられ、水虫の薬を飲まされたという怒りで、運動の皆さんと一緒に、その頃の厚生省の食品化学課長に対して「こんな危険な添加物は無くせ、国民を殺す気か」と激しく抗議したものです。あまり激しく抗議したので、私の似顔絵が守衛の方に回ったのか、私が行くとよく門衛のところで止められたものです。また、危ない添加物を使った食品を公表すると、**業者から、「酒を飲んだら、プラットホームの端を歩くな、突き落とされ事故死するぞ」と威嚇されたものです。**

それ以来、プラットホームの端を歩かないクセがつきました。今日も電車を待つのにプラットホームの真ん中で待ち電車が来ると直角に乗ってここにやってきたんです。

さすがの厚生省（現厚生労働省）もこのころから危ないものはすべて落とすということを始めました。BHC、DDT、有機水銀などの農薬についても同様に使用禁止になりました。食品添加物では二十二種類許可されていた着色料が、このころには十一種類になりました。サリチル酸にも禁止措置がとられ、現在に至っています。

このように強い消費者運動のお陰で、不安の大きい添加物、合成着色料や農薬などが禁止になったのです。今にして思うと、消費者運動や生協活動の効果は非常に大きかったのです。もしこの運動がなかったら、皆さんも私もこんな元気に話したり聞いたりしておれなかったと思いますよ。

使用数が増えた食品添加物

さて、二〇〇〇年頃前までの食品添加物の流れを見てみましょう。発がんの不安の大きい添加物は、これまでに使用禁止されたり、業界が自主的に使用を中止したりしたんですが、まだ、不安だといわれている食品添加物、例えば、ハムやウインナーなどに使われている発色剤の亜硝酸塩、色つけ、とくに菓子類によく使われているタール系の着色料、品質改良剤として、ハムやソーセージ、かまぼこなど大変多くの加工食品に使われているリン酸塩などなど、まだまだ使われているんです。

また、一九九六年から法律改正で、合成・天然の区別がなくなったんで、不安、不安でないとは別にして、食品添加物の使用数は以前よりグーンと増えたんですよ。

それから、農薬ですが消費者の声の高まりで、農家の人たちの農薬使用量も、ずいぶん減ってきたんです。

ところが、**せっかく農薬の不安が減ったと思ったら、なんのことはない。また、いろいろの不安な食問題がでてきたんです。**

例えば、バブル頃から急に養殖魚が増えて、魚の病気が問題になりはじめました。その予防として、有機スズ化合物ＴＢＴＯなどが盛んに使われたんです。この化学物質は、海の除草剤などといわれて、神経障害の不安が心配されていたんです。そして、そのためか、背曲がり魚が多く見られるようになって、消費者に一層不安が高まったのも、一九八八年頃だったんです。その辺のことを食卓に薬漬けのハマチとか、魚も病気で悲しんでいるなどをまとめた本が盛んに出回ったのを覚えておられますか。

また、その頃、病気を防ごうと飼料に混ぜた抗菌性物質が食肉に移行する不安も騒がれたもんです。

ダイオキシンに汚染

しかも、不安はそればかりではなかったんです。学校給食から発生した集団食中毒を発端に全国的な広がりをみせたO―157の食中毒事件がありましたよね。

農産物の収穫後に使われる輸入食品のポスト・ハーベスト農薬不安もありました。また、経済バブルが増大したゴミ焼却などから発生した環境ホルモンの一つ、ダイオキシンで、日本の沿岸でとれる魚のほとんどが、ダイオキシンに汚染され、母乳をとおして赤ちゃんの体をむしばんでいるなどのショッキングな事実が次々といわれた時代でもあったんですね。

しかも、一九九六年には旧厚生省が安全と判断して、輸入が始まり、私たちの食卓にのぼることになった遺伝子組み換え食品の不安も持ち上がってきたんです。

こういう食の不安は、これでそろそろ終わりかと思っていたら、二〇〇〇年に入って、BSEすなわち狂牛病を筆頭に、目も当てられない不安が襲ってきたことは、皆さんよくご承知でしょう。

では、この辺のところをもう少し皆さんと考えてみましょうか。

バブルがはじけ、デフレ期に入った**二〇〇〇年以降の食の不安の流れは、おさまるどころか、一段と強くなっていったんです。**

その最大の原因が、バブル期に社会全体に染みこんだ拝金主義だったんですね。これがデフレ期の価格下げと重なって、今からお話しするいろいろの不正、法違反となって表われたことは皆さんのご記憶のとおりなんです。

では、まず食品添加物から入っていこうと思います。

こういう事件がありましたよね。

使用が認められていない酸化防止剤入りの肉まん問題や無許可食品添加物を含んだ

香料を製造出荷していたために、これを使っていた菓子やアイスや飲料などの回収で大騒ぎになりましたよね。

毎日、毎日、新聞に回収とお詫びの広告、儲かったのは新聞社だけでしたよ。

次に、農薬を見てみましょうか。

第一段階すなわちバブル前までには、ある程度、沈静化していた野菜不安が、バブル期からデフレ期に入り、価格引き下げ競争から輸入野菜、特に中国からの野菜輸入急増で、一気に飛び出しましたね。

冷凍ホウレンソウ、サヤエンドウ、枝豆、ニラなど中国野菜の残留農薬問題、多く検出された農薬は、クロルピリホス、日本で使用が禁止されていたパラチオン、ディルドリンなど、中国からの輸入野菜は農薬漬けとか、中国毒菜がもたらす恐怖などと騒がれたことは皆さんご存じでしょう。

ＢＳＥ牛が見つかる

そんな不安に、もっと不安が重なったのがＢＳＥ、正式には牛海綿状脳症といいますが。

二〇〇一年九月のＢＳＥ牛の発見、そして、これに関連して発生した牛肉買い上げ事業にまつわる牛肉偽装問題ですね。

輸入牛肉を国産と偽り、確認前に焼却して証拠を湮滅《いんめつ》したりするなどなど、本当にあきれ、絶望した事件でしたね。

このことについては、後でもう一度取り上げますが。

また、牛肉以外の次から次へと発覚した表示偽装の例をいくつかあげてみますね。聞くだけでも、もううんざりでしょうが、まあ、聞いてください。

一番頭にきた例は、無薬飼育産直表示の若鶏に、抗生物質使用の鶏肉を使用した食品表示偽装です。

その他、おいしいと評判の十三湖産シジミに、他の湖産のシジミを混入した表示偽装した例。

また、国内産のサトイモに中国産を混ぜた偽装や高級銘柄米に低価格米を混入していた食品表示偽装などなどです。

特に騙されたのが、健康食品志向の消費者、どうも私たちは黒酢、黒豆、黒ごまなど何か黒とついた食品は健康によい食品のように思いがちで、そこをうまくつかれた偽装表示が横行したのです。

値段の安い国産白豚を高級黒豚と偽装表示され、買ったあとで、黒豚でない、騙されたと気がつき、ブウブウいっても後の祭り。黒豚の生産量は豚全体の生産量の2％、そんなに出回るわけがないんです。

また、高級黒毛和牛が売れることに目をつけての黒毛牛、黒牛などと偽装表示、これも気がついた時はモウ手遅れです。

こういうことがあってか、皆さんもそうだと思うんですが、私も、これ以降、表示をみると、どうも皆インチキ表示に思えてしまうんです。悲しいことなんですがね。

さてここで、現在許可されている食品添加物や農薬などは本当に安全なのか、安全でないのかを考えてみましょう。

結論をいえば、よく分からないというのが正しいのではないでしょうか。

講演会に、「安全だ、安全だ」という専門の先生を呼んで話を聞いてごらんなさい。どうして、今まで危ない、危ないと考えていたのかと思います。ところが、逆の「危ない、危ない」というその方面では専門の先生を呼んで話を聞いてごらんなさい。どうして昨日まで安全だと思っていたのか。やはり危ないんだと思ってしまうんです。考えてみれば、本当に危ないんだったら、あの企業よりの厚生労働省だって禁止処置をとります。

ですからよく分からないというのが正解だと思うんです。安全をとるか、不安をとるかは各自の考え方、大きく言えば人生観だと思うんです。

現在、許可されているものは「疑わしい」というものばかりです。ところで、「疑わしいもの」イコール「危険なもの」かというと、それは少し違います。本来化学物質は体に入れるものではありませんから、学者が一人でも「危ない」というものを疑わしいものに入れると、一部を除いて、ほとんど全部疑わしいものになってしまいます。化学物質で安全なものは石けんくらいでしょう。

ですから、どのくらいの学者が危ないといっているかによって、ランクが決まってきます。「とくに注意したい食品添加物」を次のページに表にしてまとめました。ここに載せた食品添加物は、わりあい危ないといわれているものです。危ないのですが、学者百人のうち六十人位が危ないという物質があるかというと、そういうものはありません。**十人か二十人位が危ないといっているくらいで、あとの八十人か九十人位は使っても大丈夫だといっているのです。**

新聞や雑誌、本では「食品添加物が危ない」という書き方をされていますが、昔の危なさを百とすると、今の危なさは五十くらいです。使用禁止になる物質は百人のうち三十人以上が危ないというものですが、もうそのような物質はないでしょう。消費者運動で、「疑わしいのは売ってはいけない」「食べるのはやめましょう」といっても、

	不　安　点
	一番広く、多く使われている合成保存料、亜硝酸塩と一緒になると、突然変異をひき起こす発がん性物質ができるという不安あり、クリームや果実酒にも使われている
	清涼飲料水に使われている合成保存料、発がん性の疑いがあり、変異原性がある
	合成着色料の中で、外国では使用が廃止されている色素、他に黄色４、５号、赤色２号、40号なども変異原性、発がん性があると疑われている。(コチニールも同じ)
	漬物や魚肉練り製品に使われている、合成甘味料、73年に発がん性を疑われて一時禁止されたが、すぐに再認可された。甘さは砂糖の300～400倍
	清涼飲料水などに使われている低カロリー甘味料、人により危険度に軽重があり、フェニルケトン尿症の一因子を持つ妊婦は要注意
	発がん性の不安がいわれている酸化防止剤、ビタミンEが使われていることが多くなった
	ハム、ソーセージなどに多く使われている発色剤、それ自体に発がん性はないが、他の添加物や食品と対応して発がん物質をつくる。(ビタミンC添加で危険が減る)
	生めん、ギョウザ、ワンタンの皮などに使われている品質保持剤。とりすぎると腎臓、肝臓に障害を起こし、染色体異常も起きる。他の合成保存料と混ぜて、保存料としても使用
	ポリリン酸Na、メタリン酸Na、ポロリン酸Naとも表示される結着剤・品質改良剤、ちくわ、ハムなどに歯ごたえをよくするため使われる。多食すると骨の形成異常が起こる

◆とくに注意したい食品添加物◆

食品添加物	その表示
ソルビン酸 ソルビン酸カリウム	保存料（ソルビン酸） 保存料（ソルビン酸K） 保存料（ソルビン酸〈K〉） （注）〈K〉はソルビン酸＋ソルビン酸K
パラオキシ安息香酸 パラオキシ安息香酸ナトリウム	保存料（パラオキシ安息香酸） 保存料（パラオキシ安息香酸Na） 保存料（パラオキシ安息香酸〈Na〉） （注）上記と同じ
赤色104号、赤色106号、赤色2号など コチニール（天然着色料）	着色料（赤104号） 着色料（赤106号） 着色料（赤2号）など 着色料（コチニール）
サッカリン サッカリンナトリウム	甘味料（サッカリン） 甘味料（サッカリンNa）
アスパルテーム	甘味料（アスパルテーム）
ブチルヒドロキシアニソール	酸化防止剤（BHA）
亜硝酸ナトリウム 硝酸カリウム	発色剤（亜硝酸Na） 発色剤（硝酸K）
プロピレングリコール	プロピレングリコールPG
リン酸塩	リン酸Na リン酸塩（Na）

これから禁止措置がとられることはないと思います。

昔に比べて、これだけ危険なものが減ったのは、やはり消費者運動のおかげだと思います。運動しているからスーパーもある程度安全に気をつけざるを得なくなりました。けれど、いいものも並んでいるけれど、悪いものも並んでいるというのが、スーパーの並べ方です。勉強しなければスーパーでいいものは買えません。

これからは消費者の勉強が必要になる時代

現在、食品添加物は三百四十九品目（二〇〇四年十二月での指定添加物）ですが、これからは貿易摩擦の関係でたちまち五百品目にはなるでしょう。添加物が五百になったとき消費者のみなさんの声をなんとか抑えなくてはいけないということで、厚生省（現厚生労働省）は現在許可されている三百四十九品目全部に表示を義務づけました。合成着色料や合成保存料などを使っていたら、それを化学物質名で表示すること、今まで表示義務がなかった天然ものも表示しなさいということになりました。これは平成三年の一月一日から施行されました。

早くも表示しているものに、みなさんご存じの「飲む繊維」があります。あれにはコチニールと書かれていますが、コチニールとはエンジ虫という中南米のサボテンについている虫からとった色なんです。あの飲み物の色は虫からとった色なんですね。ですから、これからは勉強しないといけません。勉強しないと、「コチニール、新しい名前ね、ビタミンの一つかしら」と、**健康になると思いながら、喜んで虫を飲むことになります。**

表示を義務づけたから、あとは消費者に責任を負わせますよということですから、疑わしいものが減るどころか、もっともっと増えてきます。消費者が勉強して選定の力をつけないとダメです。

これからは輸入食品が多くなります。諸外国では生産しているときだけでなく、貯蔵しているときも農薬や添加物を使用してもいいという日本にはない制度があります。

これはポストハーベストといい、このようなことについても、これからは勉強しなくてならないでしょう。

大量生産時代に添加物ゼロは無理

私が「食品添加物とつきあう法」(農文協)という本を書いたときは、本当にその添加物が危ないのか、厚生省(現厚生労働省)とか、いろいろ調べました。

厚生労働省では、現在添加物として使われているものはすべて大丈夫だといいます。けれど、厚生労働省は添加物一つ一つについて大丈夫というのであって、それを混ぜたときのことについては何もいいません。

ところが、たとえばハムを作るとき、合成保存料のソルビン酸カリウムと発色剤の亜硝酸塩を混ぜて、少し酸っぱくして加熱すると、エチルニトロール酸という物質ができます。エチルニトロール酸は、どうやら発がん物質らしいといわれています。量的に少ないから大丈夫ではないかといわれていますが、発がん物質であることに間違いありません。

厚生労働省ではこのような試験はあまり行なっていないんです。Aという添加物をネズミで試験して「何もないから安心してください」。Bという添加物をネズミで試験して「何もないから安心してください」。**ところがAとBを混ぜるという試験をしていないから、混ぜてみたらどうなるかわかりません。**こういうものを複合汚染といいます。厚生労働省が「大丈夫」というのを真に受けると、ひどい目にあうかも知れません。

一方、「これとこれを混ぜると危ない」と、さかんに危険性を叫んでいる本がありますが、それもきちんとしたデータがあって「危ない」といっているわけではないのです。学者が推定でいっていることが多いのです。本当に危ないなら国も許可しません。何をどのくらいの量を使うと、どのような影響があるのか、きちんとしたデータがないので、厚生労働省を納得させることができないのです。エチルニトロール酸に関しても量の問題などで、まだはっきり危険性が確認されていない段階です。疑わしいものは許可しなければいいといっても、現在は添加物を使わざるを得ない生産体系になっています。

「生協さんや安全問題のグループが主体になって無添加のものを売っているじゃないの」とおっしゃる方もいますが、それは添加物を使ったものがたくさん出ている中でこそできることです。**すべての食品を無添加にしなさいということになったら、それはひどい食糧不足になってしまいます。**無添加のものがたくさん作れるわけはないのですから。

たとえば、無添加のパンを作るならパン屋さんは三万五千軒以上必要ですが、今は三千軒足らずでしょう。

Ⅲ

食卓がおかしくなっている

昔はどんな食生活だったか

さてここで、一九八〇年頃までに、私や皆さんは、どういう食生活をおくっていたのかを見ていくことにしましょうか。

皆さんも、その頃の食卓を思い出してください。多分、こういう記憶がよみがえると思うんです。それが実は大多数の食生活だったんですよ。

まず、食卓にはよく家族が揃ったものですよね。そして、おじいちゃんやおばあちゃん、あるいは、お父さん、特にお母さんから「よく噛みなさい」「もったいない、食べ残すな」「箸の持ち方はこう」などとよく言われたものです。

皆さんも思い当たる言葉でしょう。

また、朝食は必ず食べましたね。

そして、食卓に必ずのったものが、ご飯にみそ汁、そしてその具は豆腐や油揚げ、いも類など。

夕食には、毎回家族が揃うことはなくても、土曜とか日曜には、皆家族が揃って食卓に顔をそろえたものです。

皆さんはどうでした。

また、私の家の場合には、よく笑いが出ていましたね。娘なんか笑い過ぎて、腹が痛くなったとよく言っていたもんです。今でも、その頃を思い出して「よく笑ったわね」という話が出ているんです。

おばあちゃんの知恵があった食卓

それに、食事の下ごしらえで、野菜などよく洗っていたし、ゆでこぼし、アク取りなど、どの家庭でも、しょっちゅうしていましたよね。多分、皆さんのところでも同じだったと思いますよ。

それに、今でも覚えているよく食卓にのった食材は、野菜では、キャベツ、ニラ、ジャガイモ、サツマイモ、サトイモ、カボチャ、コマツナ、ホウレンソウ、ブロッコリー、サヤインゲン、レンコン、トマト、ナス、キュウリ、ニンジン、ゴボウ、シイタケ、エダマメなど。

肉類では、牛肉、豚肉、鶏肉、卵など。

魚介類では、イワシ、アジ、カツオ、トビウオ、サバ、サンマ、サケ、カレイ、タラ、サワラ、ブリ、マグロ、シジミ、ワカメ、ノリなど。

加工食品では、納豆、煮豆、干しいも、炒り豆など。

そういえば、**その頃、よく鍋料理で、家族そろって、鍋の中身をつつきあったもんです。**

そう、鍋というば、すき焼きです。その頃、すき焼きなんかめったに食卓にはのらなかったんですが、それでも、たまに出てきたすき焼きは楽しかった。

今でも思い出すのが、あの謹厳実直だった老いた父が、すき焼きの時には、馬鹿に浮かれて、どこで知ったのか、「すきでやくのか、やくからすきか、すきとやくとは同じ鍋」なんて、変な都々逸を口ずさんで、すき焼き奉行になっていた姿が目に浮かぶんです。

また、子供たちも目は鍋の中の少ない肉に集中、早いもの勝ちでしたが、楽しいものでしたよ。

また、**するめ、干しいも、炒り豆など、よく噛まなくてはならないものを口にしたものですよね。**

そう、それによく食卓に並んだ料理もあげておきますね。

茶碗蒸し、鶏肉のじぶ煮、筑前煮に、小松葉油揚げの煮びたし、五目ちらし寿司、寄せ鍋、たらちり、とん汁、ひじきと厚揚げの煮物、ほうれんそうのおひたし、いりどうふ、けんちん汁などなど。

そして、その頃のおやつは、よく、せんべいでしたね。飲みものなんかも、よくて牛乳、たいてい水ですませたもんです。

このように、その頃の食生活は、日本型の食生活、考えてみると、おばあちゃんの食の知恵、おばあちゃんの料理の固まりのようなものでしたなあ。

そして、これが、大多数の食生活でした。実は、この食生活が、大変不安な食品化学物質を多量に口にしても、がんにもならなくて、元気でおれた原因かも知れないんですが、このことについては、また、後で取り上げることにしたいと思います。

大きく変わったバブル後の食卓

さて、次に、一九八五年頃から現在まで、すなわち、経済がバブルに突入し、バブルがはじけ、デフレ時代に入り、やっと、抜け出せそうになった現在までです。

この段階での食生活はどうだったのかに目を移してみましょう。

前の段階では、ほとんどの人が実践していた食生活は、この段階では、経済バブルによって一部の人たちを除いて大部分の人たちの食生活が全く変わってしまいました。

どういう食生活になったかを見てみましょう。

まず、食生活のありようは、朝食を食べない。親が子供に食べさせないで学校へ出すケースが増えたのです。

親の中には、子供の朝食に、紅茶に洋菓子を食べさせて、学校に行かせるひどい者も出る有り様なんです。

次に、**食卓を家族が囲まない、いわゆる孤食の子が増えたことですね。ひとりぼっちで食べているんですね。**

それに、個人の個の食、個食、これは家族がバラバラのものを食べる食卓のことですが。

ですから、こういう食卓には、家族の団欒《だんらん》もないし、笑いもありません。それに、野菜などを洗う、ゆでこぼす、アクをとる、ふり洗いなどの下ごしらえをする家庭が減りました。

次に食の内容の変化です。

まず食卓に野菜料理がなくなったことです。

そして、ご飯が減り、おかずも、カレーやグラタン、ハンバーグ、スパゲティ、焼き肉など、高エネルギー、高脂肪のものが並ぶなど、献立が欧米化してしまったことです。

その上、**手づくり料理が減って、スーパーなどで売られているインスタントものの加工食品が大変増加しました。**

また、間食の菓子類もやはり、脂肪の多いスナック菓子に、飲みものも糖分の多いコーラ類などの清涼飲料水を飲みまくる。

こういう食生活が大部の人の食卓の状態となったんですね。

この食生活の悪影響については、後でお話しすることにしましょう。

これからの食は大丈夫なのか

ここまでの食生活の変化をお話ししてきましたが、これからは、未来いわゆる将来はどうなっていくのかについて考えてみることにしましょう。

まずは行政・企業の信頼性の問題です。

行政の信頼性があるのか、どうかを見きわめる体質は、消費者保護軽視の体質、行政の監視怠慢体質、縦割り行政体質、隠蔽《いんぺい》体質、業界偏重体質、天下り体質、安全性の無視体質などが、あるかないかです。

一方、企業の信頼性をみる体質は、利益第一主義体質、コンプライアンス（法令順守）精神の欠如体質、消費者無視体質、隠蔽体質、安全無視体質、虚偽体質があるかないかです。

これらの信頼性体質が40年前と比べて、少しは改善されたり、よりよい方向に前進したでしょうか。

食の安全性四十年の経験を持った生き証人の私が検証してみようと思います。

まず行政の信頼性から入っていきましょうか。

ご年配の皆さんは、約四十年前に起きたカネミ油症事件の記憶がおありだと思いますが、この事件と最近のBSE問題とを比較しながら検証してみましょう。

一九六八年の夏、九州を中心とした西日本で、原因不明の病気が発生したのです。顔や背中に無数にできた吹き出物、黒ずんだ爪、激しい下痢、全身の激しい疲労感など、**この事件の犠牲者は一万四〇〇〇人以上におよび、八十人以上の方が亡くなられたのです。**

これが、カネミ油症事件でした。

この原因は米ヌカ油に混入した塩化ビフェニール、PCBだったんです。

実は、この事件が発生する数カ月前に、米ヌカ油生産の副産物のダーク油でつくった鶏飼料で、鶏が大量に死亡していたんですよ。そして、この原因がダーク油と米ヌカ油が密接な関係をもっているんじゃないか位、ちょっと考えれば、誰だって気がつくじゃないですか。それなのに、当時、調査した旧農林省の担当官は、深く追及もしないで「米ヌカ油は、そのまま飲んでも、何の異常もなく大丈夫だったんですよ」という会社側のいうことを、そのまま受け入れて、それ以上追及もしなかったようです。その上に、この事件を、管轄外だと旧厚生省に連絡もしていなかったんです。少しでも、消費者保護の気持ちがあったら、こんなに多くの犠牲者が出なかったんですよ。残念の一言ですよ。

この流れを見ても、行政の体質が分かりますよね。

信頼できない行政の体質

この事件から約四十年を経た今、行政に体質改善が見られたでしょうか。

それをBSE問題の行政対応をみながら検証してみることにしましょう。

日本にもBSE、いわゆる狂牛病が発生したのが二〇〇一年九月、皆さんも驚き恐怖に襲われたと思いますが、私もビックリしました。

実は一九九六年の五月だったと思うんですが、参議員会館で開催されたある集会で、農林水産省の幹部職員が「日本はイギリスの牛肉、内臓、骨粉の輸入禁止措置でBSEに対する危険防止は万全」と説明していたんですよ。

また、WHOがBSE感染源とされた肉骨粉を法律で禁止すべきだと勧告したのを知りながら、**農林水産省は行政指導という甘い処置ですませていたんです。で結局、BSEの発生を見ることになったんです。**

明らかにこれは失政ですよ。

その上にですよ。欧州連合（EU）が実施した調査で、「日本でも発生の可能性がある」という内容が公表される見通しとなったんですね。そしたら農林水産省は三度にわたって、EUに書簡で抗議を繰り返して、公表を見送らせたということは有名な話です。

でも、その三カ月後にBSE感染牛が日本で発生してしまったんです。そして二〇〇六年一月で、国内のBSE感染牛は二十二頭となっているんです。しかもですよ。BSE関連問題の次の実例はどうしてもあげておきたいんですよ。それは、BSE関連の偽装牛肉事件です。

二〇〇一年九月、BSE感染牛発生で、売れなくてだぶついた在庫肉を国が買い取って保管し、焼却する制度を農林水産省が発足させたんです。なにしろ、三百六十五社から申請があって、私達の税金二百九十三億円が投じられた制度だったんです。

ところがですよ。業界内部からさえ「買い上げ制度で、偽装肉を申請するのは業界では当たり前のように話されていた」とか「国の在庫牛肉買い取り制度に強制力や事前チェックシステムがないんだから」などの声があがる位**それはひどい欠陥制度だったんですね**。

しかも、この制度は、牛肉の保管のみの補助の計画だったのに、農水族議員による言い分を、そっくり受け入れ、保管牛肉の全買い取り制度に、また、全数事前検査が、ほんの一部の、抜き取り検査になってしまったようなんです。

それに、抜き取りも関係業界に事前に、抜き取り個所が通知されていた疑いまであったんです。しかも、焼却処分するということも証拠隠滅の恐れが充分考えられる制度だったんですなあ。

行政の怠慢、企業癒着、消費者軽視

では買い取り制度を悪用されたいくつかの実例をあげておきましょうか。

なお、あまりにも多くの社のうちの数例なので公平にと考えて匿名としました。

実例の一、A社は補助対象肉外の輸入肉を国産牛に偽装申請した。

実例の二、B社は買い取りの対象の牛の「スジ」にあたる「アキレス」と呼ばれる部位を対象品とした詐欺行為。こんな肉をアキレタ肉と言うんですなあ。

実例の三、Ｃ社は、対象外の期限切れ肉や内臓を混入していた。

などなど、もうメチャクチャです。

しかも、農林水産省は悪質な十一業者の名前を公表しようとしたら「公表されたら、経営上致命的になる」との異議申し立てを受けて、方針を転換して、公表を見送りにしたんですからね。

今までの一連の流れを見ても分かるでしょう。これで、**行政の怠慢体質、企業癒着体質、企業優先体質、消費者保護軽視体質、族議員の圧力への弱さ体質などなど**、もう、ひどい体質だということが。

これに追い討ちをかけるようですが、食の安全の生き証人といわれている私の体験も加えて話をさせてもらいますと、皆さん、ずいぶん前のことになりますが、一九六八年に国が消費者保護基本法を制定したのをご存じですか。

実に立派な内容なんですが、その中にこういう個所があります。

「危害の防止、安全性の確保」とか「適正な表示の確保」とか「不当表示の規制」などですが、これはごく一部ですが、実によい理念でしょう。

東京都の消費者センターにいた私などは、これで仕事がやりやすくなったと、大変、喜んだものです。

ところが、私の長い経験からいって、行政は、こういう実に立派な理念で法を作っても、その実行体制がないので、全くといってもよい位、実行されないんです。

それは、今の耐震偽装問題、ライブドア問題をみて皆さんも実感できるでしょう。

私はずいぶん前から、**日本の行政は、消費者保護などの立派な法を作ったり、制度をつくったりすることは、世界一だけれど、出来た法を守らない、守らせないことも また、世界一**だと申し上げてきたんですがね。

もう一つ、行政の天下り図式なんかもなくならない限り、まず行政への信頼度は非常に低いと考えておいた方がよいと思いますよ。

四十年前と変わらない企業体質

今まで、行政ばかり見てきましたが、ここで企業の体質はどうなのかも見ておきましょう。

行政の場合と同じ、約四十年のカネミ油症事件からみてみましょう。

この事件の原因が、米ヌカ油に混入していた塩化ビフェニールのＰＣＢだということは、さっきもお話ししたとおりです。

では、なぜＰＣＢが米ヌカ油に混入したのかというと、これは、米ヌカ油を製造する時の脱臭過程で、熱媒体のＰＣＢをラセン形のパイプに通すんですが、その時、パイプに数ヵ所の穴があいて、このＰＣＢが米ヌカ油のなかに流れ出てしまったんです。

しかも、その穴が大きくなっていたんですね。

それは、ヌカ油を増産するために規定より多く脱臭塔を増やし、そのために、PCBの加熱温度を上げざるを得なくなり、温度上昇により、パイプの穴が大きくなっていったんです。

しかも、その当時、PCBを製造販売していた会社は、PCBの有害性を十分知っていたんです。それが、売らんがために、PCBの安全性を必要以上に強調して売り込んだようなのです。

こういう流れをみても、企業の体質がどんなものか、おおよそ見当がつきますよね。

こういう体質が改善され、よい方向に前進したかを、約四十年後の企業体質と比較してみましょうよ。

ある大手の雪の結晶マークの乳業会社の中毒事件をみてみましょうよ。

この事件は、二〇〇〇年六月、この会社から出荷された紙パック入り低脂肪牛乳を飲んだ約一万二千人以上の人たちが、嘔吐、下痢の中毒症状を起こした事件です。

最初、この会社は、中毒の原因となったバルブ内部の汚染は、「十円玉大」の乳固形物が付着し、そこから黄色ブドウ球菌が検出されたと報じていたんです。それが後になって分かったんですが、バルブ内部の一部ではなく、内部全体の問題であり、しかも、なんと、このバルブは無届けで屋外に増設し、常温で管理し、殺菌工程も省略していたことなどが判明したんですよ。

そして、この会社は、こういう中毒事件の公表や製品回収が遅れ、情報も隠し、虚偽報告だったり、証拠隠滅に近い行為までしていたんです。

また、一連の中毒お詫び会見でも、社長が、詰めよる報道陣に「私は寝てないのだ」などと叫び、大勢の報道人からも「何を言っているんだ、中毒患者たちだって、我々だって寝てないんだぞ」と叫ばれ、大きな顰蹙《ひんしゅく》をかったのは、皆さんもテレビなどでご覧になったでしょう。

しかもですよ、この会社は、原料から最終製品までのすべての段階で、衛生、品質管理を行うシステムで確実に安全を確保しているという厚生労働省の承認マークのＨＡＣＣＰまでとっている会社だったんです。

どうですか、この企業の体質、利益第一主義体質、企業モラルの欠如体質、法を守り消費者に対する誠実な企業活動を表わすコンプライアンスの欠如体質、隠蔽体質、消費者無視体質など、四十年前よりは体質が改善されたと思われますか。

いやあ、もう救いようのない行政も、企業も、同体質ですよね。

今まで、お話ししてきたように、**四十年たとうが、行政・企業の体質は、ほとんど改善されていない。いや、もっと巧妙、悪質化してきていると思えるのは、私だけでしょうか。**

行政・企業の体質が確実に改善されることは「河清を待つ」に等しいと考えてよいでしょう。百年待っても無理でしょう。

ですから、こうなったら、やはり自己防衛しかないんですよ。

ところが、もっと自己防衛せざるを得ない問題があるんです。

それは、食品化学物質が、二種類と一緒になったとき、どんな毒性ができるか分からない、いわゆる複合毒性の問題なんです。

食品添加物も一つ一つの毒性試験は数多くされていますが、添加物Aと添加物Bが一緒になったら毒性不安はないのかなどの複合毒性試験はほとんどされていないんです。

こういう複合毒性試験をどんどんやっていけばよいのにと思われるでしょうが、食品添加物どうし、また食品添加物と大気汚染物質や農薬などとの複合毒性試験は、などと考えると、その組み合わせは無数ですし、試験にかかる日数、費用も膨大となって、現実的には、実現は永久に不可能と考えるべきでしょう。

そして、さらには急激に進んでいる食生活の変化が、将来の食への不安を増大させているんです。

最近の食事のありようの問題点

まず食事のありようからみていきましょうよ。

一つ目が家族そろって食事をしなくなったことですが、これは、家族団らんがなくなったことに通じます。そして、このことは、家族の精神的安定を失うことになり、免疫力をダウンすることになります。それ以外でも、食事マナーの伝達ができなくなることにつながります。今、子供たちのお箸を正しく持てる子が小学生では12％、中学生では23％しかいないというデータがありますが、これからも、そのことがよく分かりますよね。

ですから、子供たちが一人で食事をしている、いわゆる孤食もでてきます。**こういう子供は、自分の家をつまらないと感じ、家族に対する信頼感もなくなり**、心の安定を失って、非行に走る子供となるのです。また、心の安定を失うことは、免疫力低下にも関係します。

また、同じ「こ」でも、個の個食もあります。これは、個人個人が別々のものを好き勝手に食べていることで、これは、協調性を失い、子供をわがままにする原因ともなり、栄養のバランスをなくします。

自己防衛の食生活の基本、免疫力アップは栄養のバランスなんですが、これが失われてしまうんですね。

ですから、今お話ししたような食卓では、笑いもない。笑いは免疫力アップにとって大切なんです。

二つ目は、これはもっとも問題な食事なんですが、親が子供に朝食を食べさせない、また、子供が朝食を食べない、これを朝食の欠食というんです。

この朝ごはんの欠食でどんな不安問題が出てくるのかを見てみましょう。

まず子供は朝食も作ってくれない親は、自分に愛情がないと感じ、親との確執が生まれて感情がアンバランスとなり、免疫力低下にもつながります。

次に朝食をとるということは、朝から生活のリズムを作り出すもとなんですね。**朝からの生活のリズムは自律神経の調子を整えるんです**。そうすると、免疫力アップにつながり、安定した心と丈夫な体もつくることになるんです。

それにもう一つ、朝ごはんを食べないと昼までエネルギーが持たないで、子供たちも授業中に眠くなったり、授業に集中できなくなるんです。

ある調査によると、朝ごはんを食べている子は、学力も高いという結果が出ているんです。

食事のありようの三つ目の問題点は、食材をよく洗う、ゆでこぼす、アクをとるなどの下ごしらえをする家庭が減ったことです。

不安な食品化学物質は、下ごしらえで、ずいぶん減らせるんですが、下ごしらえをしなくなったことは、それだけ不安な食品化学物質が体の中に入ってくるということです。そうすると、万病のもとの活性酸素が体内で増加することになってしまいます。活性酸素については、このあとすぐにお話をします。

食事の内容の変化の問題点

さて、次に食事の内容がずいぶん変わってしまいました。その内容の変化によって起こる問題点をご一緒に考えてみましょう。

一つ目は、食卓から野菜料理が大変減ってしまったことです。

そもそも、野菜の一日の摂取目標は三五〇gといわれています。それが二〇〇四年の厚生労働省の国民健康・栄養調査では、一日の摂取量が二六七gしかなかったんです。

また**朝ごはんに野菜料理が一皿もない家庭が91%、夕食時に野菜料理が一皿もない家庭が47%**というデータもあります。

不安な食品化学物質から身を守る自己防衛法の基本が活性酸素を減らすスカベンジャー料理であり、免疫力アップ料理なんですが、その食材に絶対、欠かせないのが、野菜なんですよ。先にもお話ししたように、その辺のことについては、このあとすぐに取り上げてお伝えしようと思っています。

さて内容についての問題の二つ目は、食卓に並ぶインスタント食品、レトルト食品などのファストフードが大変増えたことです。こういう食品には、食品添加物が多く使われていますが、特に品質改良剤のリン酸塩が、大抵のものに使用されているんです。

では、食品添加物を多く体内に入れると、どういうことが起きるかというと、次の二つがあげられるんです。

まず、食品添加物を多く体内に入れると、心の問題を引き起こす場合が、よく見られるんです。

落ち着きがなく、授業中でもじっと座っておれずに教室を歩き回ったり、いわゆるクラス崩壊的な動きをするＡＤＨＤの子供の40％は、食品添加物が原因ではないかともいわれています。

次にリン酸塩の多量摂取による問題です。先にもお話ししたように、**調理ずみ食品には、いろいろの目的でリン酸塩が食品添加物として使われていることが多いんです。**

リン酸塩が多く体に入るとカルシウムの欠乏をひき起こします。

カルシウムの欠乏は、うつ病、記憶障害、不眠、怒りっぽい、いらいらなどを起こすんです。もちろん、骨粗しょう症の不安も起こります。

食事に関する三つ目の問題は、食生活の急速な欧米化なんです。

一九八〇年頃は、主食が米中心で、肉・魚・野菜など、バランスよく取り入れて、摂取エネルギーも、炭水化物・たんぱく質・脂質の比が、ほぼ理想的だったんです。

ところが、バブル以後の食生活の欧米化で、摂取エネルギーの比は、一九八〇年の理想的な比から見て、炭水化物は減少、脂質比が相当高くなってしまいました。

小学生の好きな食べ物はと聞くと、一位はカレー、それからグラタン、ハンバーグ、スパゲティ、焼き肉の順と大変、脂質が多く、高カロリーなんですよ。

また、一九六〇年の米の消費量が一一四kg、肉の消費量が五・二kgだったのが、二〇〇一年では米は六一・三kgと半減したのに比べて、肉は二七・七kgと五倍に増大しているんです。

食事が引き起こす異常行動

このように未来の食生活は、ますます欧米化していくでしょう。

そうすると、どういう不安が起きるかというとまず肥満でしょう。

肥満はベルトの穴が一つ分伸びれば、寿命が三年は縮むといわれる位、大人はもちろん、子供にとっても害が大きいんです。

肥満の害は何といっても、生活習慣病のがん、心臓病、脳卒中の不安が増すことですね。また、肥満は血液中の中性脂肪やコレステロールも多くなり、高血圧、動脈硬化や糖値過剰からの糖尿病も発生しやすくなる不安につながります。

食事内容に関する四つ目の問題は、大人や子供、特に子供にとって不安が大きいのが、お菓子ですよ。

「どうにもやめられない」のとおり、食べ過ぎてしまうのが、スナック菓子やポテトチップ。**こういう菓子の不安は、植物油で揚げてあるので、不飽和脂肪酸が多く、たいへん酸化されやすいことなんです。**体内で酸化されて、活性酸素の仲間の過酸化脂質ラジカルが生じる不安です。また脂肪過多で肥満になる子供が心配です。

もう、生活習慣病の子供があらわれているというじゃありませんか。

それに、子供の食べるお菓子類には色付けされたものが多いことですね。この色付けには、大抵、タール形色素が使われるんですよ。タール系色素は、細胞に障害を与えることがあり、当然のことですが、思考や情緒のコントロールができなくなって、異常行動につながる不安があります。

さらに、ひとつのタール系色素を使うより、混合使用でさらに毒性が強まるといわれているんですよ。

食事内容の問題の五つ目は、清涼飲料水などの飲み過ぎなどによる糖分過剰の不安です。

糖分過剰の不安には、低血糖症とビタミンB_1の欠乏の二つの問題があるんです。

まず低血糖症からみてゆきましょう。

清涼飲料水やスナック菓子などの糖分は分解吸収が速く、これを大量に摂ると、血糖が急上昇してしまうんです。そうすると、それを処理して低下させようと膵臓《すいぞう》からインシュリンが分泌され、急に血糖値が下がるんですが、これが低血糖症、この状態になると脳細胞に糖が十分に行き渡らなくなって、頭痛や気力低下、イライラ、暴力的になるなどの症状が見られるようになるんです。

さらにですね。低血糖状態になると、今度は血糖値を上げようとアドレナリンが分泌されます。これは、攻撃ホルモンと言われているように、カッとキレやすくなるんです。「いじめ」や「引きこもり」も低血糖症の子供たちの典型的症状なんです。

さて、もう一つの不安はビタミンB_1の欠乏です。

それは、糖を分解してエネルギーにするときにはビタミンB_1を消耗するんです。ですから、**糖分が多くなると、それだけビタミンB_1の消耗が多くなり、B_1欠乏に陥ります。**

ビタミンB_1は道徳ビタミンといわれていて、これが欠乏すると、協調性や道徳性を低下させます。

Ⅳ

食の安全はこうして守る

どのように自己防衛するか

さて、今までお話ししてきたように、自己防衛の頼みの綱の食生活がすっかり乱れてしまっては、食の安全を保つことができないんですね。特に、未来を担う子供への不安は大きいですよ。

では、乱れた食生活での悪影響は、いつ頃あらわれるのかは、定かではありませんが、がんでいえば、がん細胞ができて、はっきりがん細胞と分かる位の大きさになるまでには、約三十年位かかるといわれているんです。

ですから、今、元気だから大丈夫とは、大人も子供たちもとても安心できないことを頭に入れておく必要がありますよ。

さて、今までお話ししてきた未来の不安、問題点、行政・企業の不信や食品化学物質などの複合毒性の不安は、まずなかなかすぐには解決できる見通しはないとお話ししてきました。また、今、お話しした食生活のあり方、内容の乱れが、自己防衛の基本である食生活による不安解消にも役立ちそうにもないことが分かりましたね。

こうお話しすると皆さんは、未来への大きな不安に対しての自己防衛はどうしたらいいのだろうか、また、どういう方法があるのだろうかと、今、心配されておられるでしょう。

実は、それが身近にあるのです。あったのです。

では、**どうしたらよいか。それには手作り料理を基本にするしかないと思います。**

私のところにはよくマスコミ関係者がきます。話がそれますが、私は「みのもんた」の思いっきりテレビに四回位出演しています。最初出演依頼があった時、私は「みのもんた」はあまり好きではないので断ったのですが、再び出演依頼で出ることにしたのです。そのかわり、真面目に司会をしてもらうことが条件でした。出演してみると「みのもんた」の真面目な司会、二回目の出演のときも真面目な司会だったので、あんなきらいだった「みのもんた」をすっかり好きになってしまったんです。人間会ってみないと分からないものですね。好きになったどころか、二回目が終わったとき、「みのもんた」の手を握り、「あなたの司会は日本一だ」などと言ってしまいました。それで今、私は猛烈な自己嫌悪に陥っています。「あれほど嫌いだったのに、二回ですっかり好きになってしまうこの軽薄さ」にです。

手作り料理は不味くてもいい

さて、余談はさておいて、私は六十歳から夜間部ですが、ある調理師学校にかよって勉強していましたから、料理もつくります。

私の「帆立貝のバター焼き」は天下一品、わが家に来たマスコミ関係者に食べさすと、「先生、これはおいしい、帝国ホテルの村上さんも聞きにくるかも知れませんね」と言われるぐらいの味のものも出来ます。

かと思うと不味《まず》いものも出来ます。でもせっかく作ったからと不味い手づくり料理を食べさすと「先生、これはおいしい」と言いながら、顔が引きつっています。皆さんもそうでしょう。手づくり料理はおいしいものも出来ますが、真に不味いものも出来るでしょう。でも、それがよいのです。不味いものは珍しい味ですから、どの味覚細胞が働けばよいか分からなくなり、いやぁ、細胞がみな起きて働く働く、不味いものを食べたご主人やお子さんは人格円満、応用力が非常によくなり、東大なんか一発で合格です。

　ですから、昨日まで皆さん、手づくり料理を出して「お母さん、不味いよ、こんなもの食べられないよ」と言われたら謝っていたでしょう。「ご免ね、今度はおいしいものをつくるから、今日は我慢して食べてね」と。でも、今日から謝る必要なんかありません、絶対ありません。子供には言ってやればよいのです。「**お母さんはおまえを東大に合格さしてやろうと思ってわざわざ苦労して不味いものを作ったんだ**」と。下手な塾にかよわせるより、不味いものを食べさせる方がよいかも知れませんよ。ただ、美味いものも作らなくては駄目ですよ。不味いものばかりだと、今度は美味い味を見分ける細胞が寝てしまいますから。

そういうことで、味も人格形成と関係しており、食の安全性の一つだということをお話しした次第です。では、いよいよ本論の食の安全への自己防衛に入っていくことにしますね。私はある区の消費者カレッジ「知っておきたい食のこと」という消費者センターの通信講座を受け持っていたのですが、受講後のレポートに『あなたの食不安に対する防衛法』はという問いに、90%以上の消費者が「もっと行政が安全対策に力を入れて安全な食品を選べるようにすべきだ」「企業こそもっと食品の安全に気を配り、安心して食品を選べるようにすべきだ」と他人に安全努力を要求し、それも自己防衛をほとんど食品の選び方だけですまそうとする答えばかりでした。

自己防衛は総合的な対策で

しかし、これからは、食の安全は他人まかせでなく、自己防衛に力を入れざるを得なくなると思います。それも、選び方だけで百パーセントの食の安全の確保は無理です。これからは、総合的な安全対策が必要だと思うんです。

まず、選び方で安全を高めるのです。例えば、生産者名のはっきりした野菜を選ぶとか、少しでも食品添加物の少ない加工食品を選ぶなどですね。でも、これだけで安全が防げないことは、皆さんも経験からお分かりでしょう。そこで、調理の下ごしらえで除毒すればいいんですよ。ゆでこぼし、湯むき・酢洗いなど、皆さんも結構やっているでしょう。それでも、まだまだ安全とはいきませんよ。その次に体内に発生した活性酸素を消す。これで安心を高めるんですが、活性酸素については後でもっと詳しくお話しします。それでも、安全の確保はできないので、最後に毒性によって起きる健康害を免疫体質をつくることで防ぐのです。**こういう流れを私は確率的安全体系と名づけてみたんですが。**

ここで、完全な安全を一〇〇とすると、安全体系のそれぞれのステップがどの位のウエートを占めているかを推測してみようと思うんです。

まず買い方、選び方で防げるウエートは25ぐらいだと考えるんです。皆さん、ずいぶん低いと思われるでしょう。でも、行政の姿勢、企業のモラルの低下で表示などの信頼度を考えると25ぐらいと思った方がよいんです。次に下ごしらえで獲得できるウエートはまあ、15ぐらいと考えた方がよいでしょう。次に体内に発生した活性酸素を消す食卓での安全確保のウエートは30ぐらい、免疫体質づくりでの安全確保は20ぐらいと考えてよいでしょう。そうすると、トータルで90、あと残りの10はどうかというと日本に住んでいる限り、この残り10を獲得するのは無理でしょう。**どうしても一〇〇を取りたい方は日本を脱出するしかないでしょう。**空気中にダイオキシンなどの汚染物質があり、これを吸っている限りは90でしかたがないと思わなくちゃ。それでも、という方は空気を吸ってはいけません。そうなると窒息死です。

さて、この安全体系の各ステップについて具体的にもう少し考えてみることにしましょう。

選び方、買い方、食べ方をどうするか

　まず、選び方、買い方ですが、これにはなんといっても、食品表示が基本になります。表示の信頼性が一番大切なんです。表示の信頼性がなくては選びようがないでしょう。ところが、表示を偽装している食品も結構あるとみてよいと思います。そうすると消費者が売られている食品の信頼性があるのか、ないのかを見抜くことが必要になるのですが、一番簡単な見抜き方は、食品を売っている店の信頼性を見抜けばよいんです。そんな方法があるのと思われるでしょうが、それがあるんです。

　それは店にとって不利になるような表示、すなわちディスクロージャー表示の食品が目につく位並んでいるかで見抜けばいいんです。もう少し具体的にお話しすると、野菜や果物だと輸入国の表示のものも目につく位並んでいるか、肉類だと黒毛和牛や

黒豚表示が国内産や輸入肉表示のものより目立って多い場合には、逆にこの店の表示の信頼性は低いと見るのです。黒毛和牛や黒豚の肉がそんなに流通しているはずがないからです。**魚介類の場合は解凍表示や養殖魚表示が目につく位並んでいる店は表示の信頼性が高いと見てよいのです。**

しかしこういう選び方、買い方をしても、残留農薬や食品添加物などの不安から逃れることは無理なので、さらに不安物質を減らせる調理の下ごしらえというステップに進むことになります。

食品の安心度の高い選び方、買い方、そして食べ方については、次のページ以降に表にまとめましたのでそれを見て判断されるようにしてください。さらに調理の具体的な方法については「下ごしらえ・調理法の工夫で食卓に安全を」の別項で説明しましたので参考にしてください。

◆食品の選び方・食べ方のコツ◆

口に入る前	買い方・選び方	素材食品	①野菜・果物類 旬のものを買う・産地のわかるものを買う・枝根のあるものを買う・色のあまりきれいなものは避ける・きざみ野菜は少なくする。 ②肉　類 安いものは避ける・脂身の少ないものを買う・色の異様に赤いものは避ける。 ③魚　類 旬のものを買う・養殖魚を少なくする・回遊魚を買う。
		加工食品	添加物の表示をよくみる・添加物表示の少ないものを買う。
	除毒	素材食品	①野菜・果物類 葉をとる・皮をむく・湯むき・アク抜き・ゆでこぼし・水洗い・塩もみ・酢づけ・ぬかみそ漬（ぬかは変える）・みそづけ・酢のもの ②肉　類 脂身をとる・水煮にする・たれにつける・シャブシャブで汁をかえる・みそづけ ③魚　類 酢づけ・酢洗い・油ぬき・水煮・たれにつける・みそづけ・わさびしょうゆ漬け
		加工食品	アクとり・ゆでこぼし（ソーセージは切れ目を入れて2〜3分ゆでる） 熱で減らす（しらす干しの熱湯かけ、パンのトースト）
口に入った後	除毒	素材・加工食品	食物繊維をよくとる（芋類、海藻類、殻類、豆類、果物など）
	解毒		よくかむ（唾液の中の酵素やビタミンが発がん物質の毒消をする） V・Aをよくとる（レバー、卵黄、バター、緑黄色野菜〔小松菜、にら、南瓜など〕） V・Cをよくとる（かんきつ類、苺、緑黄色野菜、淡白色野菜〔キャベツなど〕、茶など） V・Eをよくとる（胚芽、レバー、乳製品、卵、大豆、大豆製品、肉、緑黄色野菜など）
	抵抗体質づくり		カルシウムをよくとり、その吸収率をアップする（牛乳を飲む・V、D_2〔レバー、干しシイ茸〕など） 栄養のバランスをよくする（1日に30食品以上食べるようにする）

この表示があれば 選ぶのを避ける	少しでも安全な食べ方
プロピレングリコール リン酸塩（Na）	①ゆでこぼす ②カップめんでは、熱湯をいれ１分たったら、一度湯を捨て、調味料などを入れ、再び熱湯を注ぎ、２分くらいおいて食べる
イーストフードのみ （どこにもビタミンCの表示がない場合、臭素酸カリウムが使われている可能性がある） 保存料（ソルビン酸K）	①トーストにする（臭素酸カリウムが消える） ②あんパンを食べる（保存料を使ったものがない）
リン酸塩（Na） 発色剤（亜硝酸Na） （発色剤の表示のないものが少ないのでこのときは保存料ソルビン酸Kのないものを選ぶ） 保存料（ソルビン酸K） コチニール色素	①ハムは素材として使うときは湯通しをしてから使う ②ソーセージは表裏に庖丁で切れ目を３本くらい入れて２～３分くらいゆでると保存料や発色剤などは約半分に減る
リン酸塩（Na）	サッと湯通しして、手づくりソースをかけて食べる
保存料（ソルビン酸K） リン酸塩（Na） 着色料（赤３） 着色料（赤106） コチニール色素	一度湯通しすると、添加物や塩分も減り、味わいもよくなる
リン酸塩（Na） 保存料（ソルビン酸K）	薄味が増え、減塩のものが多いので、早く食べることと、保管温度に注意する

◆① 加工食品の選び方・食べ方◆

加工食品名	よく見かける食品添加物表示	
	合成添加物	天然添加物
生中華めん 即席中華めん スナックめん	かんすい 調味料（アミノ酸等） 酸味料 プロピレングリコール リン酸塩（Na） 酸化防止剤（ビタミンE）	増粘剤（キサンタンガム 増粘多糖類 クチナシ色素 カラメル色素 ターメリック色素 カロチン色素 酸化防止剤（レシチン）
食パン 菓子パン	乳化剤 ビタミンC イーストフード 保存料（ソルビン酸K） 酸味料	カロチン色素 ラック赤 増粘多糖類
ハム ソーセージ	リン酸塩（Na） 調味料（アミノ酸等） 発色剤（亜硝酸Na） 酸化防止剤（エリソルビン酸Na） カゼインNa pH調製剤 保存料（ソルビン酸K） 酸化防止剤（ビタミンC）	コチニール色素 ラック色素
チルドハンバーグ	リン酸塩（Na） 調味料（アミノ酸等） 酸味料	糊料（タマリンド）
かまぼこ	調味料（アミノ酸等） 炭酸Ca 保存料（ソルビン酸K） リン酸塩（Na） 着色料（赤3） 着色料（赤106）	紅麹色素 コチニール色素
つくだ煮	調味料（アミノ酸等） 酸味料 リン酸塩（Na） pH調製剤 保存料（ソルビン酸K）	甘味料（甘草） 増粘多糖類 カラメル色素

この表示があれば選ぶのを避ける	少しでも安全な食べ方
保存料（ソルビン酸K） 着色料（黄4、赤102、赤106、青1）	漬け物の漬け汁には添加物が多く含まれているので、捨てる
コチニール色素	ふりかけには予想以上に添加物が多く使われているので、あまり多くかけないように注意
リン酸塩（Na） 保存料（ソルビン酸K）	アルコール類といっしょだと添加物の吸収が多くなる心配があるので、あまりたくさん食べないよう注意。手づくりの肴に限る
保存料（ソルビン酸K）	①チーズもマーガリンも過食は避ける ②チーズのカビは安全だという人もいるが、製造後に生えるカビは衛生上好ましくないので食べないこと
—	塩分を多く摂りすぎることになり、植物油もヤシ油、パーム油などが多いので一定量で食べるのをやめる

◆② 加工食品の選び方・食べ方◆

加工食品名	よく見かける食品添加物表示	
	合成添加物	天然添加物
漬け物	調味料（アミノ酸等） 酸味料 保存料（ソルビン酸K） 着色料（黄4、赤102、赤103、青1） ソルビット 酸化防止剤（ビタミンC） 銅葉緑素	甘味料（ステビア） 保存料（しらこタンパク
ふりかけ	調味料（アミノ酸等）	カラメル色素 クチナシ色素 紅花色素 カロチノイド色素 コチニール色素 パプリカ色素 酸化防止剤（カテキン） 甘味料（甘草） 甘味料（ステビア）
くん製品	ソルビット 調味料（アミノ酸等） リン酸塩（Na） 保存料（ソルビン酸K） 酸味料 グリセリン pH調製剤	甘味料（甘草） 甘味料（ステビア）
チーズ マーガリン	乳化剤 保存料（ソルビン酸K） クエン酸 トコフェロール（ビタミンE） 着色料（β-カロチン）	レシチン カロチン色素
ポテトチップス	調味料（アミノ酸等） 酸味料 乳化剤 酸化防止剤（ビタミンE）	パプリカ色素 甘味料（甘草） 甘味料（ステビア）

この表示があれば 選ぶのを避ける	少しでも安全な食べ方
着色料（赤２、赤102、赤106、黄４、黄５、青１）	虫歯予防から、やわらかいキャラメルより歯につかないあめ玉やドロップがよい。子どもにはダラダラ与えない
—	高価でも、添加物のない少ない高級アイスクリームを食後のデザートとして食べる。食べすぎも防げる
保存料（安息香酸Na） 保存料（パラオキシ安息香酸Na） 着色料（赤２、赤106、黄４、黄５など） 甘味料（アスパルテーム） コチニール色素	糖分が多いので、麦茶、牛乳、せめてジュースくらいにする。コーラ類は子どもには飲ませない
発色剤（亜硝酸Na） リン酸塩（Na）	①なるべく手の加えられていないものを選ぶ ②フライなどは揚げるとき二度揚げする
—	①手づくり離乳食を主体に忙しいとき、外出のときなどにうまく利用する ②食べ残しはもったいないようでも捨てる

◆③　加工食品の選び方・食べ方◆

加工食品名	よく見かける食品添加物表示	
	合成添加物	天然添加物
キャンディー	酸味料 着色料（赤２、赤102、赤106、黄４、黄５、青１）	甘味料（ステビア） 赤キャベツ色素 ベニバナ黄色素 紅麹色素 クチナシ色素 紫コーン色素 ウコン色素 アナトー色素 アントシアニン色素 カラメル色素
アイスクリーム	乳化剤	安定剤（増粘多糖類） カロチン色素 クチナシ色素
清涼飲料水	酸味料 L-アスコルビン酸（ビタミンC） 保存料（安息香酸Na） 保存料（パラオキシ安息香酸Na） 乳酸カルシウム 着色料（赤２、赤102、赤106、黄４、黄５など） 乳化剤 甘味料（アスパルテーム） 安定剤（CMC）	ベニバナ黄色素 コーン色素 赤キャベツ色素 クチナシ青色素 ラック色素 コチニール色素
冷凍食品	調味料（アミノ酸等） 発色剤（亜硝酸Na） 酸化防止剤（エリソルビン酸Na） 乳化安定剤 pH調製剤 着色料（β-カロチン） リン酸塩（Na）	増粘多糖類
ベビーフード	ピロリン酸第二鉄・炭酸Ca 酸化防止剤（ビタミンE）	—

下ごしらえ・調理法の工夫で食卓に安全を

今、無農薬野菜や無添加食品などを買おうとしても、これらはなかなか手に入りにくいし、価格も割高です。そのうえ最近では、いくら表示が無農薬、無添加であっても、実際にはそんなことはありえない、ともいわれています。

では、どうしたらよいでしょうか。食生活の安全は、現在、ひとつの方法だけで百パーセント確保できるというわけにはいきません。まず、〝選び方〟で安全を高めます。生産者名のはっきりした野菜を選ぶとか、少しでも食品添加物の少ない加工食品を選ぶなどするのです。しかし、これだけで安全確保ができないことはいうまでもありません。

そこで、次に下ごしらえや調理法による〝除毒〟を考えます。ゆでこぼし、湯むき、酢洗い、みそ漬け、酢のものなどによって安全を高めます。

それでも、まだ十分とはいえません。さらに、いろいろな栄養素（ビタミンA、C、Eや食物繊維など）を摂取することで〝除毒・解毒〟し、安全を高めます。

しかし、これでもまだ安全は確保できません。最終的には栄養をバランスよく取るなどで毒性に対する〝免疫体質〟をつくって安全を確保します。

この流れを筆者は〝確率的安全体系〟と名づけました。これにしたがい、とくに下ごしらえ、調理法による解毒に視点を据えて、野菜、果物、肉類、魚介類、米、加工食品の順に、具体的、安全に食べる対策を紹介します。

野菜の洗浄は流水が原則

●下ごしらえで減らせる野菜の主な不安物質

残留農薬、硝酸塩、ダイオキシンは、下ごしらえで減らせます。これらがたまりやすいのは次の部分です。

【残留農薬】水に溶ける農薬（主として病気を防ぐ殺菌剤が多い）は、主に野菜の表面に残留しています。油に溶ける農薬（主として害虫を防ぐ殺虫剤が多い）は、野菜表面の下層にあるクチクラ層に溶けこんでいますが、野菜の内部にまで浸透することは多くありません。

【硝酸塩】化学肥料の使いすぎ、大気中の窒素酸化物の増加などから、高濃度の硝酸塩を含んだ野菜（とくに葉物類）が多くなりました。硝酸塩は加熱などで亜硝酸塩に変化し、体内に入って有毒物質をつくる不安があります。硝酸塩は水に溶けやすく、野菜全体に残留していると考えられます。

【ダイオキシン】環境ホルモン（内分泌攪乱《かくらん》物質）の中でも毒性の強いものです。最もたまりやすいのは野菜の表面で、大気中のダイオキシンが風塵《ふうじん》などの微粒子についいて付着しています。

二つ目は表皮の下にある油層です。野菜の気孔を通じて、大気中のガス状のダイオキシンがたまります。

また、野菜全般にいえることですが、とくに根菜は、ダイオキシンに汚染された土が表面に付着していることがあるため、注意が必要です。

●不安物質を減らす下ごしらえ・調理法

【キャベツ・レタス・白菜】外側の葉を二〜三枚むきとって捨て、流水中でサッと洗います。外側の葉がいちばん古く、農薬のほとんどがこの部分に残留しているので、この古い葉を捨てることで、表面やクチクラ層の残留農薬やダイオキシンが除かれます。硝酸塩の不安は結球野菜の場合、ほとんどありません。

【トマト】ヘタの反対側に十文字の切れ目を入れて熱湯に十秒くらいつけ、水にとって皮をむきます（図1）。これで、表皮と表皮下層の残留農薬やダイオキシンを減らせます。

【きゅうり】流水の中で手でこすって洗い、塩を振って、まな板の上で転がし（板ずり）、最後にサッと水洗いします。それから小口切りにし、塩を振って絞ります。サラダならそのまま、酢のものなら薄めた酢に約五分つけ、取り出して三杯酢であえます。板ずりは表面に傷をつけ、表皮下のクチクラ層残留農薬やダイオキシンも追いだします。小口切りは溶出面積が増す安心な切り方です。酢は汚染物質を引き出す力が強いので積極的に利用したい調味料ですが、つけた酢は他に使わず捨てます。

【ホウレンソウ・小松菜・しゅんぎく】流水の中に三分くらいつけ、五回ほど振り洗いし、約二センチ幅に切って一分くらいゆでこぼします。切ることで表皮下のクチクラ層が露出し、残留農薬をはじめ含有の多い硝酸塩やダイオキシンが溶出しやすくなります。ビタミンCは一分くらいの加熱では減りません。

図1
トマトの下ごしらえ

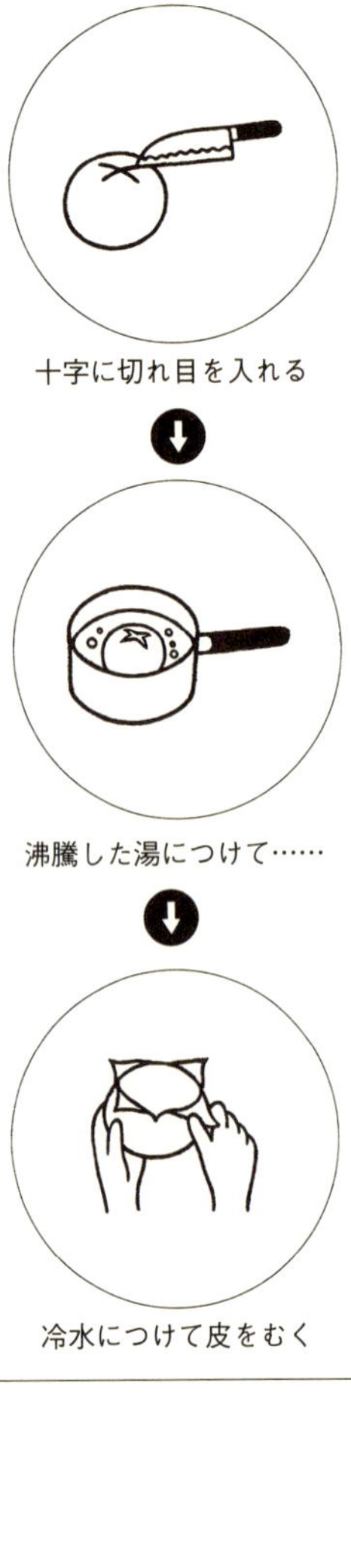
十字に切れ目を入れる
沸騰した湯につけて……
冷水につけて皮をむく

図2
かぼちゃのかすりむき

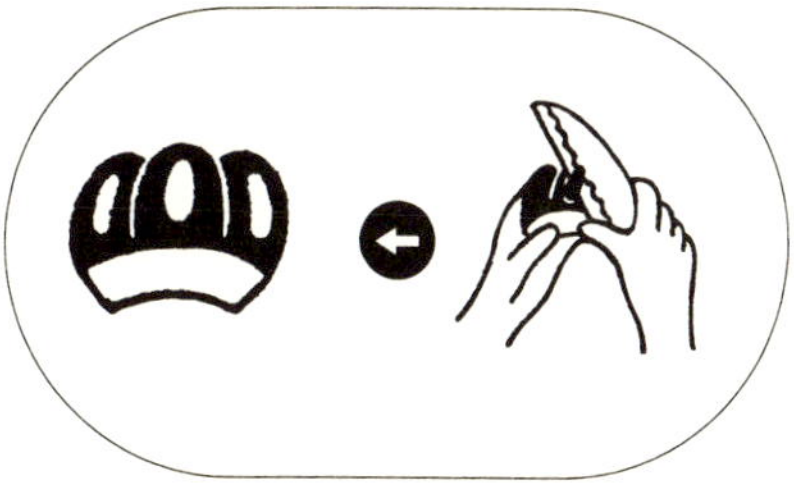

皮をところどころむく

【かぼちゃ】流水中でタワシで五回くらいこすり洗いし、ところどころ皮をむきとり（かすりむき）ます（図2）。これで、表皮と表皮下層の残留農薬、ダイオキシンが減らせます。煮るときは、湯に汚染物質が溶け出ているので、途中で一度湯を捨てるといっそう安心です。

【大根・にんじん・かぶ】流水中でスポンジで五回くらいこすって洗い、皮をむきます。図3のように、にんじんは型抜きを使うのも、より安全な方法です。なお、大根、かぶの葉は、流水中で五回くらい振り洗いをし、二センチほどに切って一分くらいゆでこぼします。これで、表皮と表皮下層の残留農薬やダイオキシンが除かれます。

【じゃがいも】流水中で、タワシで五回くらいこす

図3
型抜きを利用したにんじんの下ごしらえ

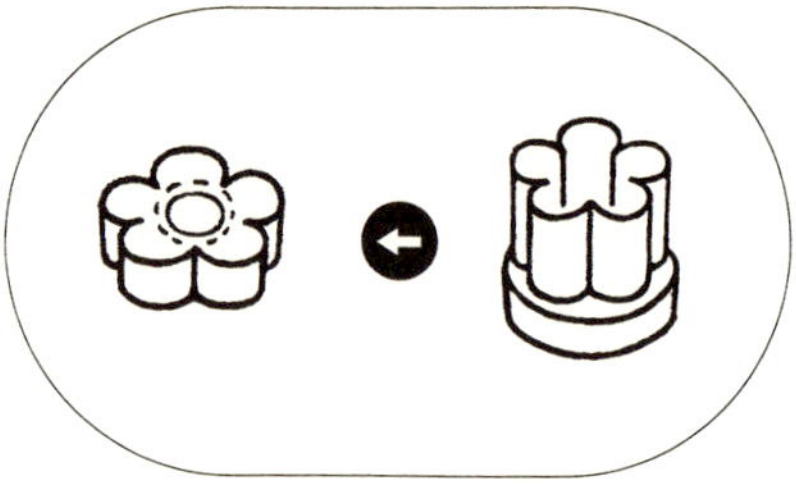

型抜きも、より安心な方法

って洗い、皮をむきます。芽はえぐり、皮が緑化したところも切り落とします。これで、表皮と表皮下層の残留農薬とダイオキシン、芽と緑化した部分に含まれる有害物質ソラニンが除かれます。

【なす】 流水の中で手で三十秒ほどこすって洗い、切ってから水に十～十五分つけてアク抜きします。アクを抜くということは、残留農薬やダイオキシンも減らせるということです。

【ピーマン】 流水の中で約十秒こすって洗い、千切りにして、一分ほどゆでこぼします。千切りにすることで表皮と表皮下層の残留農薬やダイオキシンをいっそう減らせます。

【ブロッコリー・カリフラワー】 残留農薬やダイオキシンの溶出面積が増すよう小房に分け、熱湯の中で二分くらいゆでこぼします。カリフラワーは、小さじ一杯の酢を加えてゆでると白さを保てるうえ、有害物質を引き出す作用も強くなります。

【ごぼう】流水中でタワシで五回くらいこすって洗い、そのあと包丁の背で皮をこそぎ落とす、表皮と表皮下層の農薬やダイオキシンが減らせます。ささがきにしたい場合は、その後、酢水（水三カップに酢大さじ一弱）に約十五分さらします。ささがきは溶出面積を増し、酢水は有毒物質を強く引き出すので、よい方法です。

果物は皮に不安物質が残留

●下ごしらえで減らせる果物の主な不安物質

主な不安物質や、たまりやすい部分は野菜と同じです。ただし、硝酸塩の心配はありません。

●不安物質を減らす下ごしらえ

【りんご・なし】 流水中で、りんごはスポンジで五回ほど、なしは手で三十秒くらいこすって洗い、皮をむきます。りんごは、切ってから塩水につければなお安心です。農薬やダイオキシンは果肉まではほとんど入りませんが、少し入っていても塩水が引き出します。

【ぶどう】 流水中に十分ほどつけてから十秒くらい振り洗いをすると、表皮、表皮下層の残留農薬やダイオキシンが減らせます。大粒のものは皮をむき、小粒なら中身を口で吸って皮を捨てます。口の中で皮ごとかむと、残留農薬やダイオキシンがしみ出てきます。

【バナナ】 皮をむき、根元の軸から一センチくらいの部分は切り落とします（図4）。これで、表皮の残留農薬はもちろん、軸から浸透した農薬も除けます。

図4
バナナの除毒

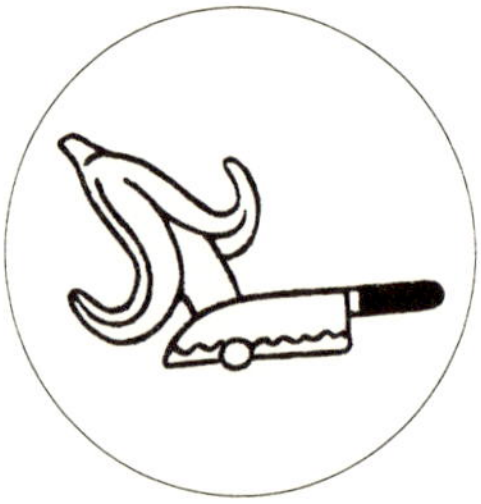

十字に切れ目を入れる

【いちご】ザルに入れたいちごを流水に五分つけた後、五回くらい振り洗いします。これで、表皮の残留農薬、ダイオキシンが減ります。塩水で洗うと、表面の農薬がかえって果肉に入ってきます。

【グレープフルーツ・オレンジ・レモン】流水中でスポンジで洗い、皮をむきます。農薬は果肉にまでは入りません。グレープフルーツはスプーンですくって食べ、紅茶に入っている輪切りのレモンは早めに取り出します。レモンの防カビ剤は湯に溶けだしやすいからです。

肉類は臓物や脂肪に注意

●下ごしらえで減らせる肉類の主な不安物質

抗菌性物質（合成抗菌剤、抗生物質）、女性ホルモン、有機塩素系農薬、ダイオキシンがあります。

これらのたまりやすい部分は次の通りです。

【抗菌性物質・女性ホルモン】抗菌性物質は、牛・豚・鶏の肉部、肝臓に、女性ホルモンは牛の肉部と肝臓などにたまると思われます。

【有機塩素系農薬・ダイオキシン】牛、豚、鶏の脂肪部分にたまります。

●不安物質を減らす下ごしらえ・調理法

【肉類】まず、塩素系農薬やダイオキシンがたまりやすい脂身を取り除きます。ひき肉、薄切り肉は、調理する前にサッと熱湯にくぐらせます。このとき、薄切り肉は汚染物質を溶出しやすくするために広げること。肉を漬け汁に漬けて焼く場合は、汁の一部を薄めて肉を五分くらい浸し、残りの汁に漬け直します。しょうゆは、少し薄めたほうが汚染物質を引き出す力が増すからです。煮込むときは、こまめにアクを取ります。アクには汚染物質がたまっています。

魚を漬けたみそは食べない

●下ごしらえで減らせる魚介類の主な不安物質

魚介類には有機水銀、有機スズ化合物、抗菌性物質、塩素系化学物質（農薬、PCBなど）、ダイオキシンが、次の部分にたまりやすくなっています。

【有機水銀】頭やはらわたに、よくたまります。

【有機スズ化合物・抗菌性物質】魚肉やはらわたにたまりやすいものです。

【塩素系化学物質・ダイオキシン】油分にたまります。

●不安物質を減らす下ごしらえ・調理法

【魚類】頭、はらわたを取り除き、腹の中までよく水洗いします。切り身もサッと水洗いします。下ごしらえ後、熱湯をかける（霜降り）のもよい方法です。焼き魚の場合は、焦げないよう強火の遠火で焼くか、アルミホイルで包み焼きにするのがよいでしょう。みそ漬け、酒粕漬けは、漬けたみそや酒粕を食べないよう、よく落とします。しょうゆに漬ける場合は、途中で一度しょうゆを捨て、漬けなおすこと。煮魚にするときは、こまめにアクを取ります。

頭、はらわたには、有機水銀などがたまっていますし、水洗い、霜降り、みそ漬け、粕漬け、しょうゆ漬けでは、有機スズ化合物、抗菌性物質、ダイオキシンなどの汚染物質が引き出されますので、これらのたまったみそ、酒粕、しょうゆなどは捨てねばなりません。魚の焦げには、トリプ-P1という発がん性物質ができており、アクには汚染物質がたまっています。

【あさり・しじみ】 あさりは塩水、しじみは真水に一晩おいて砂抜きし、さらに流水中でサッと水洗いします。砂抜き時に環境汚染物質（有機スズ化合物やダイオキシンなど）が減らせます。

【かき】 ボウルの中で、大根おろしにまぶして、サッと水洗いします。大根おろしは汚染物質を引き出す力が強力です。

米は炊く前に水を取り換える

●下ごしらえで減らせる米の主な不安物質

米の主な不安物質は農業で、もみとぬかの部分によくたまります。

●不安物質を減らす下ごしらえ・調理法

精米時に残留農薬の多くが除かれますが、それでも残った農薬は、二回といでから夏なら約三十分、冬なら約六十分、水につけておき、炊く前に一度水を捨て、米と同量の水を加えてから炊くことで減らせます。二回とぎで、残留農薬の約60％が除かれたという試験結果もあります。同量の水を加えるのは、米が約20％の水を吸っているからです。

添加物も工夫で減らせる

●下ごしらえで減らせる加工食品の主な不安物質

なんといっても、食品全体に混ざっている食品添加物です。

●不安物質を減らす下ごしらえ・調理法

【中華めん】めんをゆでこぼし、スープは別につくります。めんをゆでた湯には、添加物のリン酸塩やかん水などが溶けだしているからです。

【カップめん（めんと調味料がセパレートされているもの）】初めに注いだ湯は一分たったら捨て、新たに薬味・スープなどを入れて再び湯をそそぎ、二分おきます。これで添加物のリン酸塩などが減らせます。

図5
ウインナーソーセージの調理法

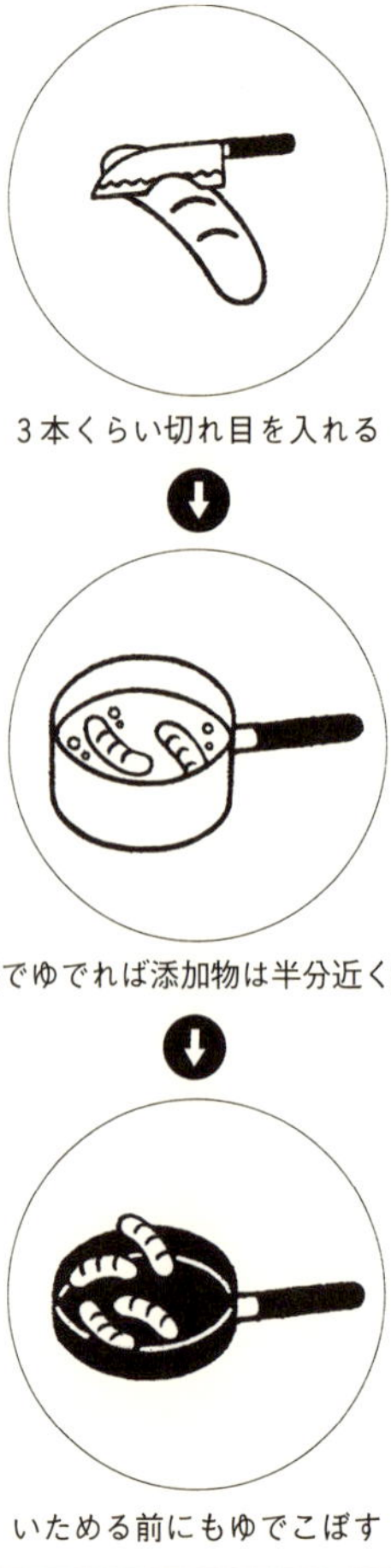
3本くらい切れ目を入れる
お湯でゆでれば添加物は半分近く減少
いためる前にもゆでこぼす

【ハム・ベーコン】一枚ずつたっぷりの熱湯の中で約十五秒、振り洗いします。薄切りなので、湯と接する面積が多く、この処理でリン酸塩などの添加物が減らせます。そのまま食べるときは、振り洗いする時間を一分くらいに延ばします。

【ウインナーソーセージ】包丁で裏表に切れ目を三〜四本ずつ入れ、一分ほどゆでます（図5）。切れ目から湯の中に保存料や発色剤、リン酸塩などの添加物が溶け出します。

【かまぼこ】なるべく薄めに切って、サッと熱湯をくぐらせます。溶出面積が増し、リン酸塩などの添加物や塩分が減るうえ、味も大変よくなります。

【油揚げ】サッと熱湯にくぐらせるか、ザルにのせて熱湯をかけ、油抜きします。これで、油の酸化防止剤、油の過酸化物質が減らせます。

【漬物】漬け汁を捨て、流水の中で約十秒のもみ洗いをします。これで添加物が半減します。

【お茶】サッとお湯をかけて葉の表面を洗います。これで、表面に残っていた農薬やダイオキシンが減らせます。

バランスのよい食生活が身を守る

今までに述べてきた下ごしらえや調理法を実行しても、体内に入ってくる農薬やダイオキシン、食品添加物などの毒性がすべてなくせるわけではありません。そこで、残った毒性を食物繊維で体外に排出し、ビタミンA、C、Eで解毒します。

除毒・解毒に効果のある食材のいくつかを挙げておきましょう。わかめ、ひじき、かぼちゃ、キウイフルーツ、グリーンアスパラガス、小松菜、ホウレンソウ、にら、ブロッコリー、モロヘイヤ、大豆製品（納豆、みそ、豆腐など）、すりごまなどです。

それでも残った毒性に対しては、これに抵抗できる体質、いわゆる免疫体質をつくります。そのためには、栄養をバランスよくとることが一番大切です。一日に三十食品を食べる意義はここにあります。

世の中には、いくら努力しても、なかなかそれだけの成果が得られないことも多いのですが、食生活は努力すれば必ず報われます。安全で豊かな食生活づくりを目指し、あまり不安がらず、さりとてあまり楽観するでもなく、バランスのよい考え方で、本稿で取り上げたぐらいの安全対策を実践される努力は惜しまないよう願ってやみません。

（「ＡＥＲＡ　ＭＯＯＫ食生活学がわかる。」より転載、
イラスト・根岸美帆）

注目される活性酸素

食品の選び方、食べ方について説明してきましたが、これに注意してもそれでも不安物質は身体に当然まだ入ってきます。そうすると、その害を消そうと身体の中にそなわっている酵素が働いて有害性を消そうとします。こういう仕組みを神様は私たちの身体にそなえてくださっているんです。こういう有害性を消す時、必然的に活性酸素が身体の中に発生してしまうんです。これは宿命的なんですね。

この活性酸素について少し皆さんと考えてみましょう。

実は活性酸素というものが研究され始めたのが約四十年位前（一九六九年頃）でアメリカで研究が始まって、今、世界で研究されているんです。日本でも三十五年位前（一九七四年頃）から研究され始め、今では、ずいぶん一般に知れわたってきたんです。

今、その活性酸素が、たいへん注目されていますね。

人間は呼吸によって空気中に約20％含まれている酸素を取り込んで生きています。酸素は生命を維持するための原動力なのです。

ところが、体の中に酸素を取り入れると、そのうちの約1～3％は、活性酸素に変わってしまうんです。

活性酸素は、酸素が電子構造的に変化して、物を強く酸化するようになったものです。

皆さんは、**活性酸素と聞くと、〝何か普通の酸素よりよい酸素〟と思うかも知れませんが、実はこれが悪い酸素にもなるんですよ。**

でも、活性酸素が全部悪いのかというとそうでもないんです。

例えば、体内に入った細菌などの外敵をやっつけてくれる役割も果たしてくれるんです。皆さん台所で手を切って化膿したとします。それを治すのは活性酸素です。また、風邪のウイルス菌をやっつけるのも活性酸素です。

ですから、活性酸素は私たちにとって必要なものなんですが、必要以上に多くなると、細胞や遺伝子などを酸化し、傷つけ、さまざまな病気の原因にもなるんです。

こういうように、活性酸素は必要量なら善玉活性酸素となるんですが、大量に発生すると、悪玉活性酸素となるんです。

ところが、**現在、身の回りの環境が悪玉活性酸素を増やすような状況になってしまっているんです。**

体内にできる活性酸素は実は4種類あるんですが、これについては152ページに表にまとめました。皆さんは活性酸素と覚えておられればよいと思うんです。では、どうして体内に活性酸素ができるのかの原因を探ってみましょう。

まず、体内で食べものをエネルギーに変えるときです。皆さんはこうやって座って話を聞いておられますが、それもエネルギーを使っているんです。こうやって話をしている私もエネルギーを使っているんですね。このエネルギーはどうやって生み出しているかというと、食べものの糖分やでん粉質を糖分にかえ、その電子と呼吸で体内に入ってきた酸素の電子のやりとりでエネルギーを生み出しているのです。動くときエネルギーを使いますが、その時、体内で活性酸素を発生させているんです。でも、発生した活性酸素ははげしい運動でもやらない限り、量は少なく、どちらかというと善玉活性酸素と考えてよいでしょう。

電磁波、紫外線が関係する

活性酸素は電磁波を受けたときも発生するといわれています。例えば電子レンジです。電子レンジはこれで結構電磁波を発生させているんです。電磁波は真っすぐにとびだしますから、電子レンジで食べものを暖めたりするとき、もう暖まったかなと真正面に立って見ていると電磁波をまともにくらって、体内に活性酸素が発生してしまうんです。ですから、電子レンジを使うときは横に立つか他の部屋に行っていることです。

もう一つ私が心配しているのが携帯電話なんです。特に女性の方を心配しているんです。それは携帯電話もずいぶん電磁波を出しているようなんです。それも頭近くでです。脳細胞の細胞膜は不飽和脂肪酸が含まれていますが、女性の方の脳細胞の不飽和脂肪酸は男性より多いらしいんです。それは神様がそうつくったんだから仕方がないですよ。活性酸素の害は強い酸化力です。不飽和脂肪酸はこの酸化に弱く被害が大きくなるんです。どうも、女性の方の認知症（痴呆症）が男性よりも多いのも、その辺のことから来ているんじゃないんですか。

ですから、携帯電話で「今日のデートはどこにするの」など**あまり長電話をするということは、認知症に近づいているようなものと考えるのがよいかも知れません**。前は、私は新幹線で隣の席で、若い男性や女性がよく携帯電話をしている場合、ずいぶん腹立たしく思っていましたが、最近、「可哀想に、この人たちは認知症に近づいているなあ」と思うようになり、あまり腹も立たなくなりました。

また、テレビも電磁波を出していますから、子供たちがピカチュを見るんだなどと、あまりテレビの近くで見るのはやめさせた方がよいんです。

電磁波を出す機器には、その他のＯＡ機器などもあるんです。

次に紫外線も大量に受けたとき、活性酸素の発生と関係するようなんですよ。

紫外線の波長（ＵＶ）には、Ａ、Ｂ、Ｃの三種類があるんですが、もっとも強いＵ

Vはこです。しかし、よいことに、今まで地上に届いていたのは、UV-A、UV-BでUV-Cはオゾン層で遮られていたのです。ところが、フロンガスなどの大気汚染でオゾン層に穴があく、すなわちオゾンホールができて、UV-Cも、地上に届き、私や皆さんの体に照射されることになってしまいました。そうなるとどうなると思いますか。実は人間の体は、水分が約60%、この水分に紫外線が当たると、安定した水分の分子が壊れて、活性酸素が発生するのです。

ですから、これからは皮膚がんが増えますよ。今までは海岸での日光浴ではあまり強くないUV-A、UV-Bの照射だったのが、害の強いUV-Cの照射が増えますから、

海岸での日光浴はお棺に近づくようなものです。

また、皆さんの顔にはシワがなく若々しいんですが、これは皮膚をピンと張らす機能組織が働いているからですがこの機能組織が発生した活性酸素にやられてしまうとどうなりますか。張っていた皮膚が垂るんでしまいます。そうすると、小田原提灯みたいに垂るんでシワになってしまうんです。

これからは若い人、特に若い女性の方は気の毒ですね。会う女性、会う女性がシワ

だらけになってしまっています。今、日傘、特に黒の日傘がブームですが、これはUV-Cを防ごうということもあるんです。

活性酸素の問題は環境問題との関係でもあることを皆さんも知っておいてください。

ストレスで発生する活性酸素

次にストレスと活性酸素との関係についてお話をしましょう。

ストレスがなぜ活性酸素の発生に関係あるのと思われるでしょうが、これがあるんです。

ストレスによって、神経が高ぶったり緊張すると副腎皮質というところから、抗ストレスホルモンが分泌されて、心身を平静に保とうとします。でも、ストレスが長く続いて、抗ストレスホルモンが過剰に分泌されると、今度はアミン酸化酵素と呼ばれる酵素を分泌して、過剰に分泌された抗ストレス系ホルモンを分解しようとするんですね。そういう時、活性酸素が多く発生してしまうんです。

また、**ストレスによって心身が緊張すると血管が収縮し、血液の流れが悪くなって局所的に急性の貧血が起こるんです。**そして、次に緊張がほどけると、血管が弛緩して血液の流れが元にもどるんですね。このとき活性酸素が発生するんです。このようにストレスも活性酸素発生に大きく関係するんです。

その他に、活性酸素発生に関係するものに、はげしい運動をして、酸素を多く吸ったときなどがあります。

最後に少し長くなりますが、食品添加物や残留農薬、抗菌性物質などの食品化学物質やダイオキシンなどの大気汚染物質、有機水銀などの海水汚染物質、タバコを吸ったとき、飲酒（アルコール）したときなど体に異物が入ってきたときに発生する活性酸素の話をすることにします。

今、お話ししたように、私たちの体の中に、いろいろな化学物質が入ってきますね。こういう体にとって異物的なものが入ってくると、すべて腸で吸収され、血液に乗って肝臓に運ばれるんです。そうすると、ここでシトロクロムＰ４５０という体にそなわっている薬物代謝酵素が酸素を使って解毒作用するんです。しかし、この反応がスムーズにいかないことがあり、酸素が活性酸素に変身するんです。

ですから、体内で活性酸素の発生を少なくするには、食品添加物や農薬、抗菌性物質などをなるべく体内に入れるのを少なくするようにしたり、危険度が高いといわれている食品化学物質は避けるようにすることですね。

では、活性酸素というのは、どんな病気になるのかを見てみましょう。

いろいろの病気のうち90％に活性酸素が関係しているといわれ、万病のもとともいわれているんですよ。がん、脳卒中、狭心症、糖尿病、肝炎、白内障、アトピー性皮膚炎などですし、また、先程も話ししたように、しみ、シワなどの発生にも関係しているんです。

悪玉の活性酸素を防ぐ方法

では、この悪玉の活性酸素を防ぐ方法はないのかというとあるんです。

これについてお話しします。

この話の前にこのことを少し取り上げてみます。

今まで、食の安全に対する防衛法は大変複雑だったんです。この食品添加物にはこういう害があって、こう防ぐ、この農薬には、こういう不安があって、この防衛には、こういう方法がと、一つ一つの食品化学物質に対して、一つ一つの防衛法を考えていたんです。ところが、いろいろの食品化学物質の不安は体内に入って活性酸素発生につながるということになって、その防衛法は活性酸素をどう防いだらよいかということになって、大変シンプルになったんです。

では、活性酸素を防ぐにはどうしたらよいのでしょうか。それには二つの方法があります。

一つは生活習慣に注意することです。農薬、添加物をなるべく体内に入れないように注意するようにしたり、タバコをひかえたり、ストレスをためないようにすることなどですね。

次にスカベンジャーで防ぐことです。スカベンジャーって一体なに?と思われるでしょう。ちょっと説明しますね。**一口で言えば、活性酸素を消す抗酸化物質と考えてもらえば結構です。**

これを大きく二つに分けて考えればよいと思うんです。

一つ目は、体内でつくるスカベンジャー酵素。もう一つは、体内ではつくれないので、食品などで摂取せざるを得ないスカベンジャービタミンなど栄養素や成分です。

まず、スカベンジャー酵素について説明しましょう。

このスカベンジャー酵素は、体外から摂取できないので、体内でつくらねばならない酵素なんです。体内でつくる。このためには酵素の主成分である良質たんぱく質、これはアミノ酸価100のたんぱく質なんですが、この良質たん白質と補酵素成分のミネラルのマンガン、銅、亜鉛、鉄、セレンの五つのミネラルが必要なんです。

アミノ酸価100の食材と、五つのミネラルミネラルを含有している食材でつくった料理を食べねばなりません。

食品からスカベンジャーを摂取する

このスカベンジャー酵素で体内の活性酸素を完全消せるかというと、そう簡単にはいきません。残った活性酸素をどうするかです。それには、食品などでまず、スカベンジャービタミンを摂取するのです。

スカベンジャービタミン、それはVA、VB_2、VC、VEの4つのビタミンを摂取することなんですね。ところが、このビタミンは残念ながら大部分が体内でつくれないんです。これらのビタミンを多く含有した食材でつくった料理を食べることですね。

では、これで活性酸素を消し去ることができるかというと、なかなかそうはいかないのです。まだ、活性酸素は残ってしまっています。

ではどうするか、まだ、手はあるんですね。**ビタミン以外にも、スカベンジャー成分を摂取する手があるんです。**

そのスカベンジャー成分は、カテキンであり、キサントフィルであり、グルタチオンであり、クルクミン、フラボノイドなどです。これも、体内ではつくれないものばかりですので、やはり、これらの成分を多く含んだ料理から摂取することになります。活性酸素を減らす食事、これについては１４７ページ以降に「活性酸素を防ぐ食事学」としてまとめました。

ここで、話がそれますが、この資料は、本文をちゃんと読んだ人だけが、よく分かるように作ってあります。

この頃、要領のよい人が多くて、本文を読むのはご免だ、資料さえ立ち読みすれば、という人が増えているんです。

そこで、**本文を読まない人には分からないように苦労して、この資料は作ってあるんです。**

また、こういう本では、本を読んだ時にはよく分かるんですが、読み終わって、立ちあがったら終わりです。地球には引力があるので、頭に入っていることが、皆、下に落ちてしまいます。

エレベーターなどに乗ったら、体だけが下にいって、覚えていたことが皆上に飛んでいってしまいます。

また、階段をおりたら、なお悲劇的です。一段、一段、振動で覚えたことが落ちてしまいます。そういう時には、もう一回資料だけでも読み返してください。

活性酸素を防ぐ食事学

発生した活性酸素を減らす食事

農薬や抗菌性物質、ダイオキシンなどの有害物質は、体内で活性酸素発生の原因になります。

しかし、こうした活性酸素の発生源をなるべく体内に入れないようにしたり除いたりしても、やはり体内での活性酸素の発生をとめることは無理です。そこで、これを防ぐ栄養素の摂取での防衛、これは、活性酸素を減らす法との同意語となります。ここでは、そこを考えてみることにします。

①スカベンジャーで防ぐ

スカベンジャーとは、そもそも「道路を掃除する人」という意味です。活性酸素の場合に使う意味は「抗酸化物質」、すなわち、「活性酸素を消す物質」となり、これが私たちの体を活性酸素の害から守ってくれるのです。

活性酸素に対するスカベンジャーは、次のような3種類に分けることができます。ⓐスカベンジャー酵素、ⓑスカベンジャービタミン、ⓒスカベンジャー成分。では、これらについてみてみましょう。

②スカベンジャー酵素

この酵素は体外から摂取できないので、体内でつくらねばなりません。体内でつくるためには、酵素の主成分である良質たん白質と補酵素成分であるミネラルの鉄、亜鉛、銅、マンガン、セレンを多く含有した食材でつくった料理を食べることです。

ここで、良質たん白質と補酵素ミネラルすべてを備えた食材をあげておきます。

●アミノ酸価100の良質たん白質の食材

あじ、かつお、かれい、きんめだい、さけ、さわら、さば、さんま、しらす干し、たい、たちうお、たら、ぶり、いわし、まぐろ、わかめ、牛肉、豚肉、鶏肉、卵、牛乳など

●補酵素ミネラルである鉄、亜鉛、銅、マンガン、セレンをすべて備えた食材

青じそ、青のり、あさつき、あさり、あしたば、油あげ、いわし、エシャロット、えだまめ、おから、オクラ、かき（貝）、カリフラワー、グリーンアスパラガス、高野どうふ、ごぼう、ごま、こんぶ、さくらえび、しじみ、しらす干し、茶、とうふ、のり（干）、パセリ、ひじき（干）、ほたて、みそ、わかさぎ、など

③スカベンジャービタミン

スカベンジャー酵素によっても、活性酸素は消しきれません。そこで、スカベンジャービタミンが必要になります。

それが、スカベンジャービタミン、A、B_2、C、Eを摂取することです。このビタミンの大部分が体内でつくれないので、これらのビタミンを多く含有している料理を食べることが大切です。

ここで、スカベンジャービタミン（A、B_2、C、E）を兼ね備えた食材をあげておきます。

●スカベンジャービタミン（A、B_2、C、E）を兼ね備えた食材

青じそ、あさつき、あしたば、えだまめ、かぼちゃ（西洋）、こまつな、クレソン、さやえんどう、だいこんの葉、にんにくの茎、のり（干）、パセリ、ブロッコリー、ほうれんそう、モロヘイヤ、など。

④スカベンジャー成分

　残った活性酸素を消すスカベンジャーはビタミンだけではありません。スカベンジャー成分もあります。カテキン、キサントフィル、クルクミン、グルタチオン、ポリフェノールなどです。これらの成分も体内ではほとんどつくれません。やはり、これらの成分を含有した料理から摂取することです。

●スカベンジャー成分を含む食材

〈キサントフィル〉　かぼちゃ、さけ、イクラ、卵黄など
〈クルクミン〉　カレー粉
〈グルタチオン〉　ブロッコリー、ほうれんそう
〈各種ポリフェノール〉　茶（カテキン）、大豆、みかん、コーヒー、ココア、赤ワイン、ブルーベリーなど

◆活性酸素について◆

●活性酸素の生成経過とその健康害

	種類	発生経過	健康害
活性酸素	スーパーオキシドラジカル	①食品添加物、農薬、環境汚染物質、アルコール酸素を使って、シトクロームP450（薬物代謝酵素）で無毒化するとき ②タバコの煙害ニコチンを消去するとき ③体内で酸素を使って、エネルギーがつくられるとき ④ストレスのとき ⑤虚血のあと ⑥炎症のあと	がん 動脈硬化 老化 白内障 認知症 糖尿病 アトピー性皮膚炎 シミ シワ など
	過酸化水素	スーパーオキシドラジカルを酵素SODが消去したとき	
	ヒドロキシラジカル	①過酸化水素が銅、鉄金属イオンと反応したとき ②過酸化水素が窒素酸化物と反応したとき ③除草剤（パラコート）、殺虫剤が体内に入ったとき ④紫外線、放射線の照射など ⑤スーパーオキシドラジカルと過酸化水素との反応	

一重項酸素	①紫外線、放射線の照射時など ②スーパーオキシドラジカルと過酸化水素との反応 ③スーパーオキシドラジカルとヒドロキシラジカルとの反応	

●活性酸素とそのスカベンジャー（消去物質）

活性酸素の種類	スカベンジャー酵素	スカベンジャービタミン	スカベンジャー成分
スーパーオキシドラジカル	SOD（スーパーオキシドディスムターゼ）	ビタミンC	カテキン
過酸化水素	カタラーゼ ペルオキシダーゼ グルタチオンペルオキシダーゼ グルタチオン還元酵素	ビタミンC ビタミンB_2（グルタチオン還元酵素復元）	グルタチオン
ヒドロキシラジカル	グルタチオンペルオキシダーゼ	β-カロチン ビタミンC（ビタミンEの復元） ビタミンE	カテキン、キサントフィル、フラボノイド系色素、クルクミンなど
一重項酸素	—	β-カロチン ビタミンC（ビタミンEの復元） ビタミンE ビタミンB_2	カテキン、キサントフィル、フラボノイド系色素など

スカベンジャー料理を食卓に

活性酸素を消すスカベンジャー酵素を体内につくり出したり、増やしたり、スカベンジャービタミンや成分を摂取できる料理、これをスカベンジャー料理と呼んでいます。万病のもとになる活性酸素を防ぐには、スカベンジャー料理を食卓にならべる、これですね。

なんだか、むずかしそうですが、**その代表的なものが、ホウレンソウのおひたしなんです。**ホウレンソウのおひたしというと、大変分かりやすいんです。

さらに、スカベンジャー酵素をつくり、スカベンジャービタミンを同時に摂れるという便利なスカベンジャーの代表的な料理のいくつかをあげておきましょうか。

茶わん蒸し、鶏肉のじぶ煮、筑前煮、コマツナと油揚げの煮びたし、五目ちらしずし、寄せ鍋、タラチリ、豚汁、けんちん汁、ひじきと厚揚げの煮物、切り干しダイコンの煮物、根みつばの磯辺合え、ホウレンソウのおひたし。どうです。こういう料理をみて、何をお感じになりますか。そうです。昔から伝わるおばあちゃんの料理、そのものですね。

自己防衛型の食事、大変で面倒だと思われる方もおられるでしょう。でも、幸いというか、有り難いことに、**自己防衛のためには従来の日本型の食事が一番よいと世界的にも言われ出しました。**ですから、皆さんも、大変助かるわけです。

私も、皆さんへの活性酸素を減らす食事法の説明が、大変しやすくなったんです。さて、日本型の食事、すなわち、お袋の料理ですが、これが自己防衛にどう結びついているか、二、三例をあげてみましょう。

昔から「かき」の汚れをとるのに、おろしだいこんにまぶしてから洗えといわれていますが、テストしてみるとおろしだいこんというのは、いろいろの汚染物質を引き出す力が強いことが分かりました。ですから、「かき」をおろしだいこんで洗うことは、実は汚れを除くことだけでなく、現在問題になっている環境汚染物質を減らすこと、このことは、活性酸素発生の原因となる有害物質を体内に入れる量を減らすことに通ずるのです。

これと同じような原理が、昔から伝わっている料理の「割り酢」、「割りじょうゆ」にも通ずるのです。

「酢のもの」にするとき、酢をだし汁で半分位に薄めて使います。酢は生酢より半分位に薄めたほうが、有害物質を引き出す力が強くなることが分かりました。

「おひたし」の場合、しょうゆで和えるときに、生しょうゆを半分位にだし汁で薄めた、いわゆる「割じょうゆ」の方が、生じょうゆそのままより、有害物質を引き出す力が強くなることが分かっています。

昔からの下ごしらえの知恵ってすごいですね。

今、世界的に日本料理が見直されているんです。

アメリカでは「サシミ」「スシ」など日本料理がブームですし、英国などでも、前は「ナットウ」と言うと「ウァット」と聞き返されるのがおちでしたが、この頃は

「ナットウ」と言えば「オウ、ナットウ」という返事が返ってくるようです。

でも、「ナットウ」といっても駄目です。「ナッ　トウ　」とイントネーションも大切ですがね。

V

思い出そうおばあちゃんの知恵

日本型料理が伝わらない

世界的に見直されている日本型の食事ですが、さきほども指摘しましたように、食生活の急激な変化のおかげで、本家本元の日本で、今、日本型料理の伝承が、途切れようとしているのです。

今の母親は子供たちと台所に立つより、勉強しなさいとあまり料理を教えません。それで、どうなったかをお話ししようと思います。

これは、私の本当にあった経験ですが、私は漫才のネタを書いたりしたので、皆さんを笑わそうとした、つくり話ではありません。こういうことがあったんです。

ある集まりで、豆を炊くときなど軟かくおいしく炊き上げるのに「落としぶた」は大変有効な料理の知恵です、と話したところ、「先生、鶏肉でもいいんですか」という質問がありました。聞き返してよく話をしてみたのですが、話が噛《か》み合わないのです。しかし、そのうち、ふと気がついたのです。質問者は「落としぶた」なので、豚肉をスライスして入れると食べものが、上手に炊けると思ったようです。そして、自分の家の冷蔵庫に豚肉がなく、鶏肉があったことを思い出し、同じ肉なら代用に豚肉でなく鶏肉でもよいのかと考えたようです。でも、これなんかよい方で、ある所では「先生、ふたを何センチから落としたらいいんですか」という質問がありました。「そうですね、40センチ位から落としてください」なんて答えるはずがありませんよね。

それから、こういうことがありました。

「ゆでこぼしというのは、除毒の下ごしらえとして大変によい料理の知恵です。例えばウインナーソーセージなど、表、裏に3本ずつ位切れ目を入れて一分ボイルしてゆでこぼすと、使われている保存料や発色剤などの添加物の40％位は除くことができますよ。また、ほうれんそうなども、1分位ゆでると、農薬によっては、半分位除くことができるんです」と話すと「先生はさっきから**ゆでこぼし、ゆでこぼしと言われるけど、ゆでこぼしたらガスの火が消えてしまいますよ**」という答えでした。

あんまり真剣に言われると、何かこっちの言っていることが間違っていたのではないかと錯覚して、帰りの電車の中で目がウツロ、帰って早速料理の用語集を見ると、「ゆでこぼし」はゆでて湯を捨てること、どうも質問者は「ふきこぼれ」と勘違いしていたようです。

また、こんなこともありました。

「活性酸素を減らす料理で、ふろふきだいこんは大変よい料理ですよ」と申し上げたところ、若い女性は「先生、ふろふきだいこんってどんな料理ですか」という質問です。私も参考になるので「あなたはどんな料理とお考えですか」と聞くと「**あの、ふろに入って、フウフウふきながら食べる料理ですか**」との答え。私は嘆くより、その発想の豊かさに感激したんです。

もう一例、これは、前に私の通った調理師学校の先生から聞いた話なんですが、料理教室という講座で、若い女性とご飯を炊いたときだそうです。「よく、お米をといでください」と言うと、「先生、とぐというのはどういうことですか」との質問が出たんだそうです。もう米をとぐということが分からなかったんですね。

そこで、お米を水でよく洗うことですと言ったら、洗うというともう合成洗剤となるそうで、ボウルにお米を入れて、水を張って、合成洗剤を入れて洗うんだそうです。炊くまで水を張っておくとお米に浸透した合成洗剤が泡になってブク、ブクと出てきて、その泡を見て皆あわてているんで驚いたんだと先生は話をされました。

もう、そんな時代になったんですね。そこで、ここに大勢おられるご年配者の方たちに、私は申し上げたいのです。

「どうか、これからは、ご年配者が昔から伝わる料理の知恵を若い人たちに伝える義務があるんですよ」と。

免疫体質をつくる

さて、話をもどしますが、こうやって活性酸素を減らしても、まだ、その害があらわれるんです。「がん」だ「高血圧」だ「糖尿病」だなどと。

そこで、これらのさまざまの病気になる芽と戦う必要になります。

こういう戦う身体のしくみを免疫といいますが、**この免疫体質をつくることが、防衛体系の最終段階なんです。**

そこで、こういういろいろの病気と戦う免疫体質をつくる、いわゆる免疫力を高めるには、どういう食生活が必要なのかということが大切になりますね。

では、免疫力について、簡単にお話ししてみることにしましょう。

私や皆さんの身体は、ウイルス感染や細胞のがん化などを監視したり、防いだりするシステムを持っているんです。これが、免役です。そのシステムの働く力が免疫力なんです。

ただ、悲しいことに、免疫力は年齢とともに衰えていきますし、また、ストレスなどでも低下するんです。しかし、食生活で、その低下はいくらでも、少なくできるのが救いですがね。

ここで、免役のメカニズムを説明しておきましょう。

免役の主役は血液中の白血球が担当しています。
その白血球を分類してみると次のようになるんです。

◆免疫のメカニズム◆

白血球
- 単球（マクロファージ）
- 顆粒球
- リンパ球
  - NK細胞
  - B細胞
  - T細胞
    - ヘルパーT細胞
    - キラーT細胞
    - サプレッサーT細胞

特に、マクロファージ、NK細胞、T細胞が免疫力の大きい役割を担っています。

さて、免疫力アップに大きい役割を担っているマクロファージ、NK細胞、T細胞の役割について、もう少し説明してみましょうね。

まず、単球のマクロファージですが、体の中の細菌や異物を察知して、リンパ球に信号を出す偵察的役割をしています。それに、細菌や異物を食べる役割もしているんですよ。

次にリンパ球のＮＫ細胞ですが、体じゅうを常にパトロールし、がん細胞を直接見つけ、攻撃、破壊する役目をしているんです。

次にＴ細胞ですが、この細胞にはヘルパーＴ細胞、キラーＴ細胞、サプレッサーＴ細胞があるんです。

まずヘルパーＴ細胞ですが、その役割は、攻撃すべき細胞を認識して、Ｂ細胞やキラーＴ細胞に攻撃を命令することです。

次にキラーＴ細胞ですが、ヘルパーＴ細胞の命令で、体内に侵入した異物やウイルスを退治する役目を持った重要な細胞なんです。終わりのサプレッサーＴ細胞は、キラーＴ細胞の攻撃をやめさせる役目を持っているんです。

免疫力をアップする食事とは

さて、免疫力をアップさせる食事法に目をむけてみましょう。

これには六つの方法が考えられます。

一つ目は、「いろいろの食品をバランスよく食べること」です。これは、すべての食事の基本で、栄養のバランスから考えても、好きだからといって、いつも、片寄って、一つの食品ばかり、たくさん食べないことです。

二つ目は「アミノ酸価一〇〇、すなわち良質たんぱく質の食品を一品は毎日食べること」です。免疫細胞を強くするには、各種のアミノ酸が必要で、これが基本です。

三つ目は、「ファイトケミカルを多く含む野菜を一日に3品目以上は食べること」です。

ファイトケミカルというのは、野菜に含まれている、色、香り、辛味、苦味成分の総称なんです。免疫力をアップする成分なんです。

これに属している成分は、ポリフェノール、サポニン、セサミノール、フラボノイド、カロチノイドなどです。

ファイトケミカルを多く含んで、よく目につく野菜をあげておきますね。

シソ、ニンジン、ニラ、ニンニク、ダイコン、キャベツ、タマネギ、キュウリ、ナス、カリフラワー、カボチャ、セロリ、ブロッコリー、トマト、ネギ、カブ、ホウレンソウ、チンゲンサイ、コマツナ、ハクサイ、ゴボウ、サツマイモ、ピーマン、ジャガイモ、サヤインゲン、サヤエンドウ、ダイズ、ゴマ、リョクチャ、エダマメ、モヤシなどです。

ここで、免疫力アップ以外の免疫力と関係の深い野菜の成分と効能も取り上げておきましょう。

「アブラナ科」のブロッコリー、キャベツ、カリフラワー、ダイコン、カブ、ワサビ、コマツナ、チンゲンサイ、ハクサイなどには、発がん物資を解毒するイソチオシアン酸が豊富です。なお、ブロッコリー、特にそのスプライドには発がん抑制効果のあるスルホラファンが豊富にあるんです。

「ナス科」のトマト、ピーマン、ジャガイモ、ナスなどには、がん細胞の増殖を抑えるアルカロイドを含有しているんです。

「ユリ科」のタマネギ、ネギ、ニラ、ニンニクなどには発がんを抑える作用のあるにおいの成分、硫化アリルなどのイオウ化合物が存在しています。

また、「セリ科」のニンジン、セロリ、パセリ、ミツバなどには、発がん物質を無毒化する香り成分のテルペンが多いんですよ。

また、「マメ科」のサヤエンドウ、サヤインゲン、モヤシ、エダマメなどには、乳がん、子宮がんなどを防ぐイソフラボンを含有しているんです。

四つ目は「きのこのうち一点をできるだけ毎日食べるようにすること」です。

きのこのシメジ、シイタケ、エノキダケ、マイタケ、ナメコなどには、免疫力を高める多糖体のβ―グルカンを含んでいるんです。特に、マイタケには、D―フラクションという免疫を活性化する成分が含まれているんですからね。

五つ目は「海藻・ヌルヌル野菜のうち一品をよく食べるようにすること」です。海藻のメカブ、コンブ、モズク、ワカメなどのヌルヌル成分には、免疫機能を高めるフコイダンを含んでいるんです。特に、コンブには、がん細胞を自殺させるU―フコイダンが豊富に含まれているんですよ。

また、ヌルヌル野菜のオクラ、モロヘイヤ、ヤマトイモ、サトイモ、ジュンサイなどには、免疫力を高めるムチンが含まれているんです。特にサトイモは免疫力を高め、がん細胞の増殖を防ぐガラクタンという成分まであるんです。

六つ目は「発酵食品のうち一品を毎日食べること」です。

発酵食品のヨーグルト、漬物、納豆、みそなどのうち、ヨーグルトには、免疫力を高め、抗変異原性も高めるビフィズス菌を含むプロバイオテクスの善玉菌を含有しているし、漬物には、免疫力をアップする乳酸菌が存在しているんです。また、納豆には、免疫力をアップするアミノ酸のアルギニンを含んでいるんです。また、みそは免疫力をアップし、乳がんや肝臓がんの発生を抑制する色素の一種フラボノイドを含有しています。

ストレスをためないこと

いままで、免疫力を高める食事法をお話ししてきましたが、ここで、食事とは少しはずれてしまうんですが、免疫力アップに必要な生活習慣にふれておきたいんです。それには、適度なウォーキングとか、昼寝や居眠りをするとか、鼻呼吸をするなど、いろいろ方法があるようですが、ここで、私は自律神経の安定と笑いの二点を取り上げたいと思うんです。

まず自律神経の安定ですが、一番大切なことは、ストレスをためないこと、そして、風呂にのんびりつかったり、音楽を聞いたりしてリラックスするなど、精神の安定を得ることですよ。

もう少し具体的にお話をすると、アロマなどの入浴剤の入ったぬるめの風呂で、ゆっくり、モーツァルトの曲を聞きながらリラックスする。これなど、自律神経を安定させる最高の方法じゃないですか。

なぜ、モーツァルトの曲かって、**モーツァルトの曲は、大変、免疫力をアップするのによい曲なんですって。**

もっとも、あまり、よい気分で風呂でウトウトして昇天しないようにする必要はありますがね。

また、食事も家族そろってワイワイやりながら食事をする。また、たまには、うまいものを食べて幸せ感にひたったりも自律神経を安定させ、免疫力をアップさせるよい方法ですよ。

また、笑いですね。笑いは、免疫力をアップするＮＫ細胞を活性化させるといわれており、笑顔をつくるだけでも免疫力が高まるようですよ。

また、ウソ笑いでもいいんですって。

私の場合は前にも言いましたように、朝食のとき家内と向かいあうと、おはようの挨拶のあと、必ず「そろそろ笑おうか」とウァハハとやっています。今朝もやりました。

皆さんもやってごらんなさい。最初は、ばかばかしいようですが、そのうち本笑いになるから不思議ですね。

1日に30品目食べる

最後に付け加えますと、厚生労働省、農林水産省が定めた食事バランスガイドをパスしている食事なのかということも参考になります。

そもそも、私は、役人が決めたものは、あまり、一般には役立たないものが多いと思っているんですが、良いものは良いんで、このガイドを使うことにしました。

それは、一日に、主食として、ごはんだったら中盛りで4杯位、主菜として、肉、魚、卵、大豆料理から三皿程度、副菜として、野菜、きのこ、いも、海藻料理で五皿位、牛乳、乳製品から一本か一個、果物として、2つ位。これを目標にすると、大体、栄養バランスが守られることになります。

食生活ではっきり分かっていることは、バランスのとれた食事が大切、言い換えれば「あなたは一日に30品目を食べていますか」になるんです。

でも、一日に30品目を食べると言いますが、これがなかなか大変ですよ。実は前は35品目と言われていたんです。

私も真面目な男なので、一日35品目を食べなくてはと、実行してみたんですが、なかなか出来るもんじゃない。朝、家内と35品目を食べようと誓っても出来ない。そこで、神棚の前に並んで今日は35品目を食べますと誓っても出来ない。神棚の前で誓った後、**家内と手と手をとりあって、今日は35品目食べようと誓ってやっと実行できた有り様で**、毎日、毎日、こんなこと出来るはずがないじゃありませんか。そこで思いきって30品目に下げたのです。これが、三大新聞の一つの家庭婦人欄で取り上げられて、それから35品目が30品目に下げられたんだと、私は今でも自負していますが、言いだした学者を含めて、一日に35品目はいかにむずかしいかと分かったのではないでしょうか。

実際に一日に35品目を食べなさいと言い出した人は、自分でも実行していたのか疑いたくなりましたよ。

一日に30品目、これでも、なかなか大変ですよ。26〜27品目までは届くのですが、後の3品目がなかなかいかないんです。

それでも、少し努力すれば、一日に30品目は実践できることを皆さんも知っておいてください。

現在に通用するおばあちゃんの知恵

さて、そろそろまとめに入りますが、先ほどお話ししたように、おばあちゃんの食の知恵、おばあちゃんの料理のかたまりのような一九八〇年頃のおばあちゃんの食生活がいかに素晴らしいものだったかを、もう一度思い返してみる必要があります。

まず、ほとんどの家庭で、家族そろって食事をしたもので、一人で食べる、いわゆる孤食は見られませんでしたね。

こういう食事は、家族の精神的安定が得られて、免疫力がアップするんです。また、そういうこと以外でも、祖父母や両親からの食事マナーの伝達があると同時に、家族の信頼感が増すものと思われるんですね。

次に、皆、同じものを食べたものです。そして、個人がバラバラに勝手に好きなものを食べる個食は、まずなかったですね。それに、**雰囲気が明るく笑いがよく出る食卓だったんです**。こんな食事は栄養のバランスが自然にとれ、活性酸素を消し、免疫力アップにもつながり、また、子供のわがままもなくなる協調性を身につけられる食卓でもあったんですね。そして、笑いが免疫力アップの効果にもつながったんです。

さらに、皆さんも思い出されるでしょう。必ずといってよい位、朝食はとったものですよ。これによって、一日の生活のリズムが作れ、親との確執がなくなり、感情のバランスもとれ、これによって、自律神経の調子が整うんです。そうすると免疫力が大きくアップするんですよ。そのほか、子供が授業に集中して、学力がアップしたとの調査結果も出ているんです。

さて、その頃の食生活では、食材の下ごしらえをキチンとしていましたね。**洗う、ゆでこぼす、霜ふりにする、湯ぶりする、アクをとるなど、これによって不安な食品化学物質が減らせ、体内の活性酸素発生がずいぶん抑えられたんですよ。**

では、ここで一つ、おばあちゃんの食の知恵のすばらしさをあげておきましょう。

おばあちゃんの知恵の一つに、前にも述べましたが、「かき」の汚れを除く方法として、おろしだいこんにまぶして洗うというのがあるんです。

いろいろ試験してみると、この方法は汚れを除くだけでなく、食品化学物質も引き出す原理をも含んでいたことも分かったんです。

その頃は食品化学物質での汚染もなかったし、そういう物質まで除ける方法とは思ってもみなかったでしょう。

おばあちゃんの知恵はまだあります。さきほど、説明した割酢と割しょうゆです。

繰り返しになりますが、酢のもののとき、酢をだし汁で半分に薄める、いわゆる割酢は生の酢より、割酢の方が食品化学物質を引き出す力が強いんです。

また、おひたしなどには、出し汁で、しょうゆを半分に薄めた割じょうゆ、これがすごいんですよ。不安な食品化学物質を除く力は生のしょうゆより、半分くらいうすめた濃度のしょうゆ、いわゆる割じょうゆが一番、不安な食品化学物質を引き出す力が強いんですよ。

全く、おばあちゃんの料理は、理にかなっているので驚くと同時に、おばあちゃんの知恵には、現在にも通用する安全原理まで秘めていたんですね。

日本型食生活の基本はスカベンジャー料理だった

では、食事内容の検証にうつりましょうか。

最初はご飯です。日本型食生活の基本は、ご飯中心に魚介、野菜、豆類などを副食とするものです。そして、ご飯は結構、満腹感となり、お菓子を食べたり、ジュースを飲んだりが減り、栄養のバランスがとれるんです。栄養のバランスは活性酸素を防ぎ、免疫力アップにつながるんですね。

ご飯とくると必ず、みそ汁が並んでいましたっけ。**みそは良質たんぱく質と同時に、スカベンジャー酵素に必要なミネラル成分があるんです。**ただ、ミネラルでは、マンガンが不足しているんですが、具には大抵、野菜が入っていましたよね。野菜には、マンガン成分を含んだものが多かったので、みそ汁はよいスカベンジャー酵素がつくれたんですよ。また、みそに含まれているフラボノイドが、免疫力アップにもつながっているんですよ。

そう、次には、副菜の魚、肉は大体、今日肉なら、明日は魚と交互に食べたものですよね。これで、肉一辺倒からくる脂肪の取り過ぎが防げたんです。また、肉や魚の良質たんぱく質は、リンパ球のキラーT細胞を大量につくるもとになるんですよ。

それにですね、その頃の食事には、野菜料理が多く出ましたね。

野菜は、活性酸素を防ぐスカベンジャー酵素をつくり、スカベンジャービタミン、スカベンジャー成分を摂取する最大の食材なんです。それに、免疫力を高めるファイトケミカル成分も豊富に含んでいるんです。

そう、そう、おばあちゃんの料理もよく食べましたね。

茶わんむし、鶏肉のじぶ煮、こまつなの油揚げの煮びたし、五目ちらし、よせ鍋、ひじきと厚揚げの煮物、ほうれんそうおひたし、いりどうふ、けんちん汁などなど、こういうなつかしい**おばあちゃんの料理は、活性酸素を防ぐスカベンジャー酵素をつくり、スカベンジャービタミンが摂取できる両方を兼ねそなえたすばらしいスカベンジャー料理なんです。**

代表の料理で説明してみましょうか。

こまつなと油揚げの煮びたしをみると、まず油揚げには良質たんぱく質と、補酵素のミネラル、鉄、亜鉛、銅、マンガン、セレンが全部そろっているんです。その上に、こまつなも、補酵素の亜鉛を除いて全部そろっており、すごいスカベンジャー酵素の料理なんです。また、こまつなはスカベンジャービタミン、A、B_2、C、Eが全部そろっており、スカベンジャービタミン料理でもあるんです。そこで、このレシピは、体内でスカベンジャー酵素をつくり、スカベンジャービタミンも摂取できる、それこそ完全なスカベンジャー料理なんです。

もう一品、ほうれんそうのおひたしをみてみましょうか。

ほうれんそうを完全なスカベンジャー料理とするのに不足なのは、良質たんぱく質とビタミンB_2なんです。ほうれんそうのおひたしには、削りぶしをかけますね。この削りぶしが良質たんぱく質とビタミンB_2を含有しているんで、**ほうれんそうと削りぶしとで、完全なスカベンジャー料理となるんです**。その上、ほうれんそうには、スカベンジャー成分のグルタチオンも含有しているんですよ。

もう一つ、その頃の食卓には、ファストフードのインスタント食品や調理済み食品は、あまりのらなかったものですよね。ということは、食品添加物を口にすることが少なかったということですよ。

そのことは、体内での活性酸素の発生を少なくできたということになるんです。

食品添加物は、子供の脳と心の働きを妨げる、いわゆるキレル子供をつくり出すのですが、食品添加物が少ないということは、キレル子供を少なくするということになるんですね。

また、食品添加物の一つ、リン酸塩が体内に入るのが少なくなり、このことは、カルシウムの消耗を少なくさせるんです。カルシウムが欠乏すると怒りっぽくなったり、イライラが起こるのですが、欠乏しないということは、イライラ症状が少なくなることを意味することですよ。

百年後まで通用する食の知恵

さて、これまで、食事内容をお話ししてきましたが、この頃、すなわち、一九八〇年頃の食事のPFCエネルギー比の調査結果をみると、P（たんぱく質）が約15、F（脂質）が約25、C（炭水化物）が約60位の比率で、これは、世界的にも賞賛されている比率なんです。ですから、検証基準の一つである食事バランスも当然、パスとなる内容なんですね。

ちなみに、一九九九年頃のＰＦＣ比はＰ約15、Ｆ約30、Ｃ約55位で、一九八〇年頃と比較すると、炭水化物が減って、脂質が増加した食事内容に悪化しつつあることが読みとれるんです。

それからおやつですね。その頃のおやつは、スナック菓子なんか、ほとんど食べなかったですよね。ということはスナック菓子に多く使われる植物性油は、活性酸素発生のもとになるんですが、スナック菓子をあまり食べなかったその頃は、植物性油による活性酸素の発生が少なかったことになるんですよ。

一九八〇年頃の食生活は、おやつでも健全でしたね。

終わりに清涼飲料水ですが、その頃は、あまり飲まなかったですよね。ということは、糖分摂取が少ないということで、先にお話しした低血糖症にならないし、ビタミンB1の欠乏症も起こらない。いわゆるキレル大人や子供は少なかったということですよ。

今までのお話で、お分かり戴けたと思いますが、一九八〇年頃の日本型の食生活、言い換えると、おばあちゃんの食生活には、恐怖の食品化学物質を口にしてしまった不安や暴力人間、キレル子供などの人間形成不安などを立派に乗り切るだけの原理がそなわっていたんですね。

この原理は、百年後までも通用するもんだと確信していますね。

このことをある取材にきた新聞記者さんに話したらこんな質問が返ってきたんです。

今でも、一九八〇年頃のおばあちゃんの食生活を続けている人はよいけれど、その頃の食生活が乱れてしまった、そういう人が多いんですがね。また、**その頃の食生活を経験していなかったり、知らない若い人たちは、これから乱れた食生活の悪影響が出てくるんじゃないですか**。また、そういう人たちは、これからどうすればいいんですかね、という質問なんです。

そこで、私はこう答えたんです。

まず、今まで乱れた食生活をしてきた人たちの未来ですが、例えばがんでいえば、最初の小さながん細胞が、はっきりがん細胞とわかるようになるまでには、30年位かかると言われているんで、乱れた食生活でがんなどの悪影響が出るかでないかは、よく分からないけれども、言っておきますが、食改善の効果ってわりと早く出てくるんですよ。時には、3カ月くらいで出る効果もあるんです。

ですから、悔い改める、それこそ食い改めればよいんで、悪影響からも逃れることが出来るんじゃないですか。**きっと、まだ間に合いますよ。ぎりぎりだと思うんですがね。**

また、おばあちゃんの食生活を経験して、その後、食が乱れた人でも、おばあちゃんの食生活が一度は身にしみ込んでいるので、その頃の食生活を思い出して回帰することは、たやすいと思いますよ。また、経験のない若い人たちには、それこそ、おばあちゃんの食生活の経験者が、それを伝承すべきでしょう。いや、伝承すべき義務があるんですよ、と答えて納得してもらったんです。

そして、この答えが、この本の目的である「安心のための これだけは伝えたい食の知恵」ということになるんです。

おばあちゃんの食の知恵を次の世代へ

どうか皆さん、ここで一九八〇年頃の日本型の食生活、すなわち、おばあちゃんの食生活に回帰して戴きたいと思うんです。また、次の世代に伝承し続けて戴きたいんです。

活性酸素を防げば、人間百二十歳まで健康に生きられるというのが定説になりつつあるんですが、百二十歳の長寿、それは、息だけしてなんとか生きているのが長寿じゃありませんよ。長寿というのは、自分でやれることはやれる自立の活動をして長く生きていることをいうんです。そして、健康で長寿でいること自体が実は立派な社会奉仕なんです。

さらに、一言つけ加えておきますが、食も含めて、安全というものは、あまり細かいことにこだわることなく、総合的に全体をみて、気軽に実践を続けていくことが、大切だと申し上げておきます。

では、皆さん、一つおばあちゃんの食生活に回帰して、**ご一緒に百二十歳まで、生き生きと健康に生きようではありませんか。**

そして、百二十歳にまた、皆さんとここでお会いしましょうよ。

私も絶対百二十歳まで生きますよ、死んでも百二十歳まで生きますから。

どうも最後まで私の話につきあっていただきありがとうございました。

おわりに

この『これで安全 食べ方上手―食品添加物・農薬に負けない』を書き終えて感じたことは、次のようなことです。

①食生活について、あまり不安がらず、さりとて、あまり楽観するでもなく、バランスよい考えを持つことが大切だということ。

②講演などでよくでる質問に、「こんな簡単な食事法ぐらいで効果がでるの」というのがあります。しかし、毎日、毎日の一食一食の安全料理の持続で、ひとつひとつの効果は小さくとも、その積み重ねが、大きな成果につながっていくのだということ。

③日本には、「安全に食べる調理法や献立の知恵」があったということです。しかし、そういう知恵が台所や食卓から失われつつある現代の食生活の中で育つ子供たちの健康は、これからどうなっていくのかを考えると、今こそ私たちは、昔ながらの食生活の知恵を見直し伝承する義務があるということ。

以上の三点です。

世の中には、どんな努力をしても、なかなかそれだけの成果が得られないことも多いのですが、食生活は、努力すれば必ず報われるのです。安心、安全の食生活づくりのための努力は、惜しまないよう願ってやみません。

終わりに、これまでの長い間、本書の出版にご尽力戴いた編集担当の梅村隆之氏に、心から御礼申し上げます。

二〇〇六年十月

増尾　清

著者について

増尾清（ますお・きよし）

一九二五年生まれ。元東京都消費者センター試験研究室長。研究室長を退職後も消費者の立場から、食品の安全についての研究を続け、八十一歳のいまも現役。この問題に四十年にわたって携わり、食品安全の関係者からは「生き証人」と呼ばれている。『家庭でできる食品添加物・農薬を落とす方法』（PHP研究所）、『危ない食品たべてませんか』（三笠書房）、『長生きする人のカンタン食生活』（角川書店）など著書多数。

これで安全《あんぜん》　食《た》べ方上手《かたじょうず》
——食品添加物《しょくひんてんかぶつ》・農薬《のうやく》に負《ま》けない

二〇〇六年一〇月三一日初版

著者　増尾清

発行者　株式会社晶文社
東京都千代田区外神田二—一—一二
電話東京三二五五局四五〇一（代表）・四五〇三（編集）
URL http://www.shobunsha.co.jp

中央精版印刷・三高堂製本

© 2006 Kiyoshi MASUO
Printed in Japan

Ⓡ本書の内容の一部あるいは全部を無断で複写複製（コピー）することは、著作権法上での例外を除き、禁じられています。本書からの複写を希望される場合は、日本複写権センター（〇三―三四〇一―二三八二）までご連絡ください。

〈検印廃止〉落丁・乱丁本はお取替えいたします。

好評発売中

トウガラシの文化誌　アマール・ナージ　林・奥田・山本訳

辛い！　なのにやめられない。トウガラシの魔力に取りつかれた男がその正体を探る旅に出た。起源を辿ってアンデスへ。世界一の辛さを求めてメキシコへ。世界の食卓を席巻しつつある「第五の味覚」の謎に迫り、ホットな食文化の歴史を明かす初のトウガラシ大全。

おいしい野菜　ジャン＝マリー・ペルト　田村源二訳

私たちの食卓を彩る野菜には、興味つきない物語が秘められている。黄色くてひょろひょろだったニンジン。苺ほどの大きさしかなかったトマト。古代エジプトで崇拝されたタマネギ。野菜と人間が織りなす波瀾万丈の歴史を描く、フランスの植物学者の野菜散歩。

穀物をもっと楽しもう　林弘子

キビ、アワ、麦、豆から、黒米、赤米、古代エジプト小麦「カムット」まで。基本的な下ごしらえ。それぞれの特徴をいかした食事づくり。お菓子、パンづくりに合った利用法。季節ごとの楽しみ方。レシピ……。おいしくてからだによい穀物をもっと楽しく食べる術を伝授。

食卓の力「くり返し」楽しむ暮らし　山本ふみこ

食事をつくる、おいしく食べる、片づけをする……暮らしの基本はくり返しの中にある。台所仕事に込められた密かな工夫や些細な贅沢など、四季折々の生活の細部を軽やかに綴るエッセイ。だしのとり方、塩加減、野菜の切り方から秘伝のレシピを収めたコラムも充実。

おいしい、おいしいダイエット　大沼奈保子　フジモトマサル・絵

アメリカでの慣れない生活のなかで、体重増加のハプニングにみまわれた。一念発起、ダイエット料理の研究に取り組む。揚げないポテトチップス、大根で包んだ餃子、えのき茸をパスタにかえて……。試行錯誤の日々をつづったエッセイとアイディアいっぱいのレシピ。

美食進化論　辻芳樹・木村結子

「絶対的に美味しい料理とは何か。食はどのように進化していくのか」。ハンガリー、フランス、スペイン、アメリカ――辻芳樹の構築的な食理論と木村結子の柔軟な舌で、食の最先端をつぶさに探り、新しい料理の可能性を模索する、刺激的あふれる食エッセイ。

ベジタブル・オイルの本　ティータイム・ブックス編集部・編

オリーブオイル、グレープシードオイル、ピーナッツオイルなど、健康によく、おいしいベジタブル・オイルが注目されている。その全貌を明かす食用油読本の誕生。小豆島のオリーブオイル生産を訪ねたイラストルポ。秘伝のレシピ26品……。食用油の常識が大きく変わる。